栄養科　　　　ーズ

NEXT
Nutrition, Exercise, Rest

臨床栄養学概論

友竹浩之・塚原丘美／編

第2版

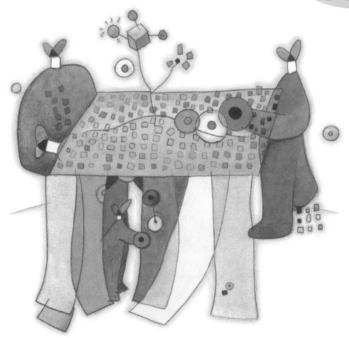

講談社

シリーズ総編集

木戸　康博　京都府立大学 名誉教授
宮本　賢一　龍谷大学農学部食品栄養学科 教授

シリーズ編集委員

河田　光博　京都府立医科大学 名誉教授
桑波田雅士　京都府立大学大学院生命環境科学研究科 教授
郡　　俊之　甲南女子大学医療栄養学部医療栄養学科 教授
塚原　丘美　名古屋学芸大学管理栄養学部管理栄養学科 教授
渡邊　浩幸　高知県立大学健康栄養学部健康栄養学科 教授

編者・執筆者一覧

石橋智奈美　津市立三重短期大学食物栄養学科 非常勤講師(11)
岩田　晴美　四国大学生活科学部健康栄養学科 教授(6)
小島真由美　修文大学健康栄養学部管理栄養学科 講師(5)
佐藤　昌利　元名古屋製菓専門学校 非常勤講師(9, 10)
庄司　吏香　名古屋経済大学人間生活科学部管理栄養学科 准教授(4.2〜4.5)
塚原　丘美＊　名古屋学芸大学管理栄養学部管理栄養学科 教授(4.1, 4.6〜4.8)
徳永佐枝子　東海学園大学健康栄養学部管理栄養学科 教授(3)
友竹　浩之＊　飯田短期大学生活科学学科 教授(1)
橋本　　賢　神戸医療未来大学人間社会学部未来社会学科 教授(2)
山田　紀子　椙山女学園大学生活科学部管理栄養学科 講師(7, 8)

（五十音順，＊印は編者，かっこ内は担当章・節）

第2版 まえがき

　栄養士・管理栄養士の仕事の中で，給食管理と栄養管理は二本柱といえるでしょう．一方，これらは，毎日の生活においても，食事づくり，健康づくり（病気の予防）に活かすことができます．このうち栄養管理は，個人の栄養状態を把握し，適切な食事を提供したり，食事の摂りかたを助言することであり，実践するには「臨床栄養学」を学ぶ必要があります．

　本書は，臨床栄養学をはじめて学ぶ学生が，病気の原因・症状・食事療法をつなげて考えられる構成にしています．各疾患については，A.どんな病気か，B.どうやって評価するか，C.どれくらいの栄養量が必要か，D.どんな食事かの流れで記述しています．献立例*を示すことで具体的な食事をイメージできるようにしました．これは病院，福祉施設などに就職した学生が，特別食の献立作成や調理業務を担当する際に必要となります．この献立例は，食材の選択や調理までイメージできるようになっています．

　「日本人の食事摂取基準（2020年版）」の公表に伴い，数値を更新して，第2版としました．

　ある日，卒業して間もない学生が遊びにきて，「特別食の調理をまかされるようになりました」と報告してくれました．医療・福祉施設では，給食管理業務の中にも，「臨床調理」という内容が含まれます．

　本書で学んだ学生が，臨床栄養学の理解を深め，医療・福祉の現場や日常生活で，給食管理や栄養管理を実践してくれることを願っています．

　最後に，本書出版の機会と労をとっていただいた（株）講談社サイエンティフィク神尾朋美氏に深く御礼申し上げます．

2020年2月

編者　友竹浩之

塚原丘美

*本書の献立は第7刷より日本食品標準成分表2020年版（八訂）による．

栄養科学シリーズNEXT
新期刊行にあたって

　「栄養科学シリーズNEXT」は，"栄養Nutrition・運動Exercise・休養Rest"を柱に，1998年から刊行を開始したテキストシリーズです．2002年の管理栄養士・栄養士の新カリキュラムに対応し，新しい科目にも対応すべく，書目の充実を図ってきました．新カリキュラムの教育目標を達成するための内容を盛り込み，他の専門家と協同してあらゆる場面で健康を担う食生活・栄養の専門職の養成を目指す内容となっています．一方，2009年，特定非営利活動法人日本栄養改善学会により，管理栄養士が備えるべき能力に関して「管理栄養士養成課程におけるモデルコアカリキュラム」が策定されました．本シリーズではこれにも準拠するべく改訂を重ねています．

　この度，NEXT草創期のシリーズ総編集である中坊幸弘先生，山本茂先生，およびシリーズ編集委員である海老原清先生，加藤秀夫先生，小松龍史先生，武田英二先生，辻英明先生の意思を引き継いだ新体制により，時代のニーズと栄養学の本質を礎にして，改めて，次のような編集方針でシリーズを刊行していくこととしました．

　・各巻ごとの内容は，シリーズ全体を通してバランスを取るように心がける
　・記述は単なる事実の羅列にとどまることなく，ストーリー性をもたせ，学問
　　分野の流れを重視して，理解しやすくする
　・レベルを落とすことなく，できるだけ平易にわかりやすく記述する
　・図表はできるだけオリジナルなものを用い，視覚からの内容把握を重視する
　・4色フルカラー化で，より学生にわかりやすい紙面を提供する
　・管理栄養士国家試験出題基準(ガイドライン)にも考慮した内容とする
　・管理栄養士，栄養士のそれぞれの在り方を考え，各書目の充実を図る

　栄養学の進歩は著しく，管理栄養士，栄養士の活躍の場所も益々グローバル化すると予想されます．最新の栄養学の専門知識に加え，管理栄養士資格の国際基準化，他職種の理解と連携など，新しい側面で栄養学を理解することが必要です．本書で学ばれた学生達が，新しい時代を担う管理栄養士，栄養士として活躍されることを願っています．

シリーズ総編集　　木戸　康博
　　　　　　　　　宮本　賢一

臨床栄養学概論 第2版 —— 目次

疾患・病態と栄養・食事療法編

各疾患項目は下記の基本項目による

A. どんな病気か

B. どうやって評価するのか(栄養アセスメント)

C. どれくらいの栄養量が必要か(栄養素の付加や制限)

D. どんな食事か(食事療法の内容)

1. 臨床栄養の概念

1.1 意義と目的

A. 臨床栄養の意義と目的

臨床栄養は病気の原因，症状，治療に栄養がどのようにかかわっているかを知り，病気の予防や治療のために適切な栄養管理*を行うことを目的としている．

＊ **栄養管理**：個人の栄養状態を把握し，適切な食事を提供したり，食事の摂り方を助言すること．このとき，通常の食事が摂れない場合は，流動食や点滴を用いる．

B. 傷病者や要介護者への栄養ケア・マネジメントと栄養管理プロセス

栄養ケア・マネジメントは，栄養管理を実施して，栄養状態を改善するための手順である．①栄養スクリーニング（栄養状態に問題点がある患者を抽出する），②栄養アセスメント（栄養状態を把握し，問題点を抽出する），③栄養管理計画・栄養管理の実施（目標を設定して，栄養補給や栄養指導を行う），④モニタリング・評価（栄養状態を再度確認し，栄養ケアの実施の方法を再検討する）からなる（図1.1）．

近年この手法の改良型として栄養管理プロセスが導入されている．これは新しく国際基準である栄養診断を導入したものである．

C. 内部環境の恒常性と栄養支援

生体内は，外部からの変化に対応して，機能が維持されるように調節されている（ホメオスタシス）．たとえば，食事が摂れずに，血糖値が低下したときには，体内のグリコーゲンや脂肪，タンパク質を分解してグルコース（ブドウ糖）を作ろうとする．このとき，脂肪やタンパク質の分解を抑えるには，糖質（グルコース）の摂取が有効である．

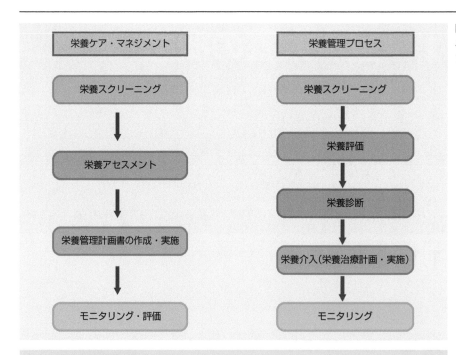

図1.1　栄養ケア・マネジメントと栄養管理プロセスの流れ

D. 栄養状態の改善

　胃腸の病気のときや咀嚼や嚥下（飲み込み）がうまくできない場合，十分な食事が摂れず，栄養状態が悪くなる．このとき，消化や咀嚼，嚥下の負担を減らした食事を摂ることで，栄養状態が改善する．どうしても栄養状態が改善しない場合は，経腸栄養（図1.2）や静脈栄養（図1.3）により栄養を補給する．

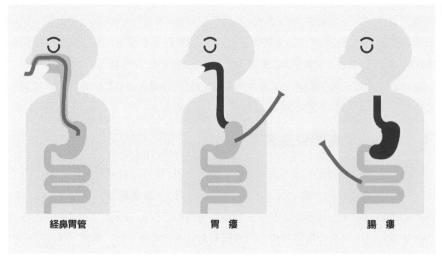

図1.2　経腸栄養

経鼻胃管　　　　　　　　胃　瘻　　　　　　　　腸　瘻

　　　　　　　　　　　　　　　　　　1.　臨床栄養の概念

図 1.3　静脈栄養

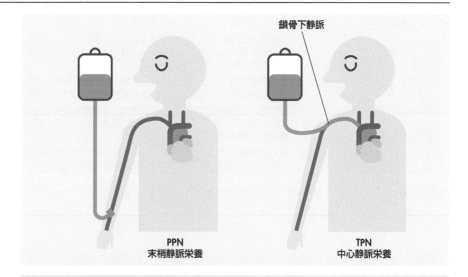

鎖骨下静脈

PPN
末梢静脈栄養

TPN
中心静脈栄養

E. ノーマリゼーション

ノーマリゼーションとは，障害者や高齢者が健常者と同じように日常生活を送れるような社会を目指す考え方のことであり，実現するためには，福祉や介護を充実させることが必要である．障害者や高齢者の栄養管理もノーマリゼーションに基づいて行うべきである．

1.2　医療制度と栄養管理

A. 医療保険制度

医療保険制度は，加入者が保険料を支払っておくと，医療を受けたときの支払額が一部負担金のみになる制度である．

一方，医療機関は，一部負担金を除いた金額を，審査・支払い機関に請求することができる．請求先は，医療保険の種類によって異なる．

診療報酬とは，医師が患者に対して保険診療を行ったときに支払われる報酬のことであり，1点10円で計算される．管理栄養士がかかわる**栄養食事指導料**，**栄養サポートチーム加算**なども診療報酬の中に含まれる．

B. 介護保険制度

40歳以上のすべての国民が介護保険に加入し，決められた保険料を納めることが義務付けられている．対象者の状態が，**要介護・要支援***と認められれば，

＊　**要介護・要支援**：自立，要支援 1（社会的支援を要する），要支援 2（部分的な介助を要する），要介護 1（部分的な介護を要する），要介護 2（軽度の介護を要する），要介護 3（中等度の介護を要する），要介護 4（重度の介護を要する），要介護 5（最重要の介護を要する）の 8 つの段階に分類される．要介護の段階とは，介護の手間のかかり具合のことである．

表 1.1　高齢者施設の種類

	施設	サービス内容
医療系	介護老人保健施設	介護を必要とするが，病状が安定している高齢者に対し，看護，医学的管理のもとに介護および機能訓練などを提供し，高齢者の自立を目的とする施設
	介護療養型医療施設	比較的重度の介護と長期にわたり療養を必要とする患者のため，介護職員や居室の広さなどの療養環境を整備した医療施設
福祉系	介護老人福祉施設（特別養護老人ホーム）	寝たきりなど常時介護を必要とし，在宅では適切な介護を受けることが困難な高齢者に対して，排泄，食事などの日常生活上の世話，機能訓練などを目的とする施設
	認知症高齢者グループホーム	認知症高齢者が少人数の家庭的な環境のなかで共同生活を送る住居．生活指導員が食事などの日常生活を援助する施設

実際にかかった費用の1割（一定以上所得者は2割）を自己負担するだけで，介護サービスを受けることができる．

高齢者施設には，医療系の施設と福祉系の施設がある．医療系の施設としては，老人保健施設，療養型病床などがあり，福祉系の施設では，特別養護老人ホーム，軽費老人ホーム，高齢者デイサービス，在宅介護支援センター，認知症高齢者グループホームなどがある（表1.1）．

C. 入院時食事療養制度

入院時食事療養は，入院患者の病状や栄養状態に応じて食事を提供し，病気の治療・回復を図ることを目的とする．入院中の食事費用の一部を患者が自己負担すれば，残りの金額は**入院時食事療養費**として，加入する健康保険から支給される（表1.2）．令和2年度診療報酬改定により，医療従事者の負担軽減および業務の効率化の観点から，帳票類について一部を簡略化できるようになり，また，適時適温に係る見直しとして，適切に衛生管理が行われた場合に，電子レンジの使用が明確化された．

表 1.2　入院時食事療養制度
［令和 2 年度診療報酬改定］

概要		算定のための要件
入院時食事療養（Ⅰ）※要件を満たす保険医療機関	（Ⅰ）1　1食640円（Ⅰ）2　575円［流動食（経管栄養法）のみの場合］※1日3食まで	常勤管理栄養士または栄養士の配置，適時適温，栄養補給量の決定，委託可，必要な帳簿の整備
入院時食事療養（Ⅱ）※（Ⅰ）以外の施設	（Ⅱ）1　1食506円（Ⅱ）2　460円［流動食（経管栄養法）のみの場合］※1日3食まで	
特別食加算	1食76円※1日3食まで	医師の食事せんが必要．対象となる治療食は腎臓食，肝臓食，糖尿食，胃潰瘍食，貧血食，膵臓食，脂質異常食，痛風食，難治性てんかん食，フェニルケトン尿症食，メープルシロップ尿食，ホモシスチン尿食，ガラクトース血症食，治療乳，無菌食，特別な場合の検査食
食堂加算	1日50円	食堂床面積は1床あたり0.5 m² 以上．病棟単位で算定
患者負担	1食460円	

1.3 医療と臨床栄養

A. 医療における食事管理の意義

　医療現場における適切な食事（栄養）管理は，患者の低栄養，合併症，感染症などを予防し，入院期間の長期化やQOL（quality of life）の低下を防ぐ．

B. 医療における栄養士の役割と職業倫理

＊　制定 2002 年，改訂 2014 年

　日本栄養士会では，管理栄養士・栄養士の倫理綱領＊を次のように定めている．

1. 管理栄養士・栄養士は，保健，医療，福祉及び教育等の分野において，専門職として，この職業の尊厳と責任を自覚し，科学的根拠に裏づけられかつ高度な技術をもって行う「栄養の指導」を実践し，公衆衛生の向上に尽くす．

2. 管理栄養士・栄養士は，人びとの人権・人格を尊重し，良心と愛情をもって接するとともに，「栄養の指導」についてよく説明し，信頼を得るように努める．また，互い尊敬し，同僚及び他の関係者とともに協働してすべての人びとのニーズに応える．

3. 管理栄養士・栄養士は，その免許によって「栄養の指導」を実践する権限を与えられた者であり，法規範の遵守及び法秩序の形成に努め，常に自らを律し，職能の発揮に努める．また，生涯にわたり高い知識と技術の水準を維持・向上するよう積極的に研鑽し，人格を高める．

C. クリニカルパスと栄養ケア

　クリニカルパスとは，同じ病気をもつ患者に対して，入院時から退院時までに実施するべき検査，治療，処置，栄養ケアなどをスケジュール表のようにまとめたものである（図1.4）．

　クリニカルパスは，医療の質の向上，在院日数の短縮，チーム医療の促進などの利点がある．

D. チーム医療

　チーム医療とは，医師，看護師，管理栄養士，薬剤師，理学療法士，作業療法士，言語聴覚士などの専門職がそれぞれの専門知識を生かし，協力して患者の治療にあたることである．チーム医療の代表的なものに，**栄養サポートチーム**（nutrition support team：NST）がある（図1.5）．NSTの役割は低栄養などの栄養障害をもつ患者に，適切な栄養管理を行い，栄養状態や病態（床ずれ（褥瘡）など）の改善を

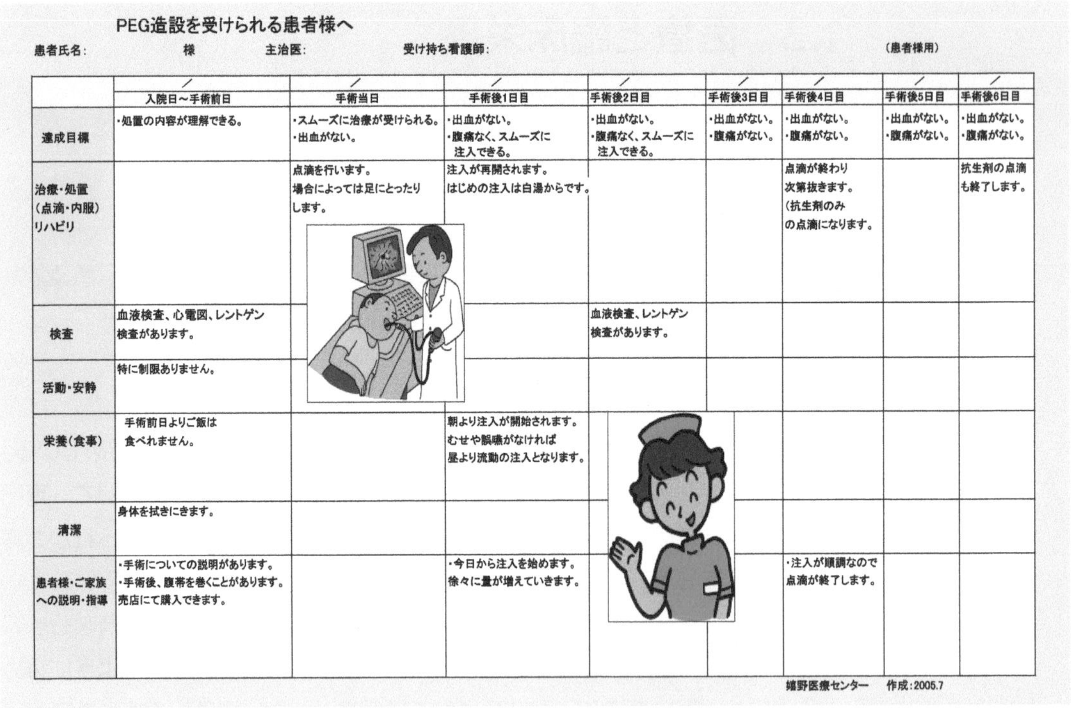

PEG造設を受けられる患者様へ

患者氏名：　　　　　様　　　　主治医：　　　　　受け持ち看護師：　　　　　　　　　　　　　　　　　（患者様用）

	入院日～手術前日	手術当日	手術後1日目	手術後2日目	手術後3日目	手術後4日目	手術後5日目	手術後6日目
達成目標	・処置の内容が理解できる。	・スムーズに治療が受けられる。・出血がない。	・出血がない。・腹痛なく、スムーズに注入できる。	・出血がない。・腹痛なく、スムーズに注入できる。	・出血がない。・腹痛がない。	・出血がない。・腹痛がない。	・出血がない。・腹痛がない。	・出血がない。・腹痛がない。
治療・処置（点滴・内服）リハビリ		点滴を行います。場合によっては足にとったりします。	注入が再開されます。はじめの注入は白湯からです。			点滴が終わり次第抜きます。（抗生剤のみの点滴になります。）		抗生剤の点滴も終了します。
検査	血液検査、心電図、レントゲン検査があります。			血液検査、レントゲン検査があります。				
活動・安静	特に制限ありません。							
栄養（食事）	手術前日よりご飯は食べれません。		朝より注入が開始されます。むせや誤嚥がなければ昼より流動の注入となります。					
清潔	身体を拭きにきます。							
患者様・ご家族への説明・指導	・手術についての説明があります。・手術後、腹帯を巻くことがあります。・売店にて購入できます。		・今日から注入を始めます。徐々に量が増えていきます。			・注入が順調なので点滴が終了します。		

嬉野医療センター　作成:2005.7

図 1.4　クリニカルパス
［国立病院機構嬉野医療センター］

図ることである．このとき，管理栄養士の役割は，栄養・食事に関する唯一の専門職として実際の医療現場に立ち会い，より良い栄養管理を提案し，実践することである．以下は具体的な実施内容である．

①栄養評価（身体計測，栄養素摂取状況，臨床検査データなどの情報より，栄養状態を把握する）

②適正栄養量の算出

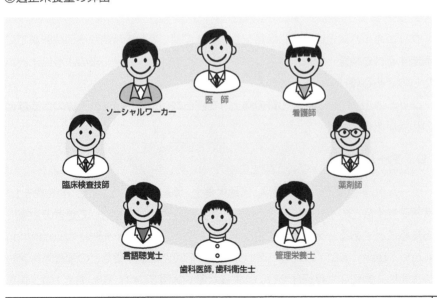

図 1.5　栄養サポートチーム（NST）
赤字は専任（常勤）で，いずれか1人は専従の場合，栄養サポートチーム加算ができる．

1.　臨床栄養の概念

③栄養補給法についての提案（食事内容，経腸栄養剤の選択）
④栄養教育

E. リスクマネジメント

　医療に伴う事故やトラブルをなくすために，病院の組織全体として事故を未然に防ぐ活動を**リスクマネジメント**という．管理栄養士・栄養士が行う業務においても，リスクマネジメントが不可欠である．たとえば，食中毒，異物混入，指示された内容と異なった食事を提供すること（アレルギーや摂食・嚥下障害への対応ミス）などが起こらないように，チェック機能や作業の統一化などを確立していく．

F. 傷病者の権利

　近年は「患者中心の医療」に関する考え方が広く尊重されるようになっている．この背景となったのが**リスボン宣言**である．リスボン宣言には，「患者は思いやりのある，丁寧なケアを受ける権利を有する」こと，「患者は自分の診断，治療，予後について完全な新しい情報を自分に十分理解できる言葉で伝えられる権利がある」こと，「患者は自分の医師を自由に選ぶ権利がある」ことなどが記されている．

G. インフォームドコンセント

　患者が医師から病状や治療法，予後などについてしっかり理解できるように説明を受けた後に，自分の意思で治療を選択し，自分自身の判断で治療に同意することを**インフォームドコンセント**という．研究の対象者，さらに患者が未成年の場合の家族にもインフォームドコンセントを得なければならない．

1.4　福祉・介護と臨床栄養

A. 福祉・介護における食事管理の意義

　高齢者は，身体的要因，心理・社会的要因，社会・経済的要因により，栄養状態が悪化しやすく，生活の質（QOL）も低下する．特に，低栄養に伴い，骨格筋量が減少し，転倒，骨折のリスクが高まる（ロコモティブシンドローム[*1]，サルコペニア[*2]）．さらに免疫力も低下し，感染症にもかかりやすくなる．したがって，低栄養の予防は最大の課題であり，食事管理の意義は大きい．

B. 福祉・介護における栄養士の役割と職業倫理

　高齢者の栄養管理のために，管理栄養士・栄養士は食べやすい食事を提供し，

［*1　ロコモティブシンドローム：骨や関節，筋肉を含む運動器の障害により，要介護リスクの高い状態のこと．「健康日本21（第二次）」でも国民の認知度向上が目標とされている．

＊2　サルコペニア：骨格筋量および骨格筋力が低下した状態のこと．加齢により起こる一次性サルコペニアと，栄養や活動不足，疾患により起こる二次性サルコペニアに分けられる．身体的な障害やQOLの低下を伴う．

介護報酬		概要
栄養マネジメント加算	1日14単位	管理栄養士による栄養ケア計画が作成され，栄養食事相談などの栄養改善サービスを行った場合に算定する
経口移行加算	1日28単位	経腸栄養により食事を摂取している入居者に対して，医師の指示を受けた管理栄養士または栄養士が経口摂取を進めるための栄養管理を行った場合に算定する
経口維持加算（Ⅰ）	1か月 400単位	著しい摂食機能障害があり，造影撮影または内視鏡検査により誤嚥が認められるものを対象とし，経口による食事摂取を維持するための特別な栄養管理を行った場合に算定する
経口維持加算（Ⅱ）	1か月 100単位	摂食嚥下障害を有し，水飲みテスト，頸部聴診法などで誤嚥していると認められる段階で，経口による食事摂取を維持するための特別な栄養管理を行った場合に算定する
療養食加算 ※経口移行加算または経口維持加算を算定している場合は同時に算定できない	1回6単位 （1日3食まで）	医師が発行した食事せんに基づく治療食（糖尿病食，腎臓病食，肝臓病食，胃潰瘍食（流動食は除く），貧血食，膵臓病食，脂質異常症食，痛風食および特別な場合の検査食）を提供した場合に算定する

表1.3 介護報酬における栄養管理業務に関係する算定項目（施設）
単位：1単位あたり通常10円であるが，地域により物価，人件費が異なるため，いくらにするかは地域ごとに設定されている．
[平成30年度介護報酬改定]

「口から食べられる」ことを支援することが大事な役割の1つである．このとき，食べられる喜びや人としての尊厳を保つために，個人あるいは家族の意思を尊重した食事管理を行うべきである．

C. チームにおける栄養ケア

介護保険制度のなかでは，関係する医療，保健，福祉の専門の他職種による連携を1つのチームととらえている．

実際には，介護支援専門員（ケアマネージャー）がコーディネーターとなり，管理栄養士，栄養士とともに医師，看護師，介護福祉士，理学療法士，作業療法士などの他職種が協働して，チームケアを行う．管理栄養士・栄養士はチームケアの一員として，個々の利用者の栄養状態を把握し，**栄養ケア・マネジメント**[*1]や経口移行[*2]において中心的な役割を担う．施設の栄養管理業務にかかわる介護報酬の算定項目を表1.3に示す．

平成30年度介護報酬改定より，施設サービスに対する報酬について低栄養リスク改善加算と再入所時栄養連携加算が新設された（表1.4）．

*1 栄養ケア・マネジメント：介護施設における栄養食事管理のこと．1日につき14単位の加算が認められている．

*2 経口移行：経腸栄養により栄養を摂取している入所者が口から食べられるようになること．

介護報酬		概要
低栄養リスク改善加算	300単位／月	介護保険施設において低栄養状態またはそのおそれのある入所者に対して栄養管理を行った場合に算定する
再入所時栄養連携加算	400単位／月	病院または診療所への入院を経て再度介護保険施設に入所する者を対象とする．経管栄養または嚥下調整食の新規導入など施設入所時と大きく異なる栄養管理が必要となった場合に介護保険施設の管理栄養士が医療機関の管理栄養士と連携して再入所後の栄養管理に関する調整を行う

表1.4 介護報酬における施設サービスに対する報酬

D. 在宅ケア

在宅で栄養管理が必要な高齢者に対しては，医師の指示のもと管理栄養士が訪問して居宅療養管理指導を行うことができる．必要な情報の提供や指導または助言を行い，摂食嚥下の状況に配慮した栄養ケア計画を策定する必要がある．月に2回まで認められる（表1.5）．

表1.5 介護報酬における栄養管理業務に関係する算定項目（居宅）
[平成30年度介護報酬改定]

介護報酬		概要
居宅栄養管理指導 （管理栄養士業務）	1. 単一建物居宅者1人に対して行う場合，1回537単位 2. 単一建物居宅者2人以上9人以下に対して行う場合，1回483単位 3. 1および2以外の場合，1回442単位	医師の指示のもと，利用者を訪問して栄養管理に関する情報提供者と指導や助言を1回につき30分以上行った場合，月2回を限度として算定する
栄養改善加算 （通所サービス）	1回150単位	月2回を限度とし，低栄養状態などの利用者に対する栄養改善サービスを行った場合に算定する
栄養スクリーニング加算	1回5単位	利用開始時および利用中6月ごとに利用者の栄養状態について確認を行い，栄養状態に関する情報を介護支援専門員に提供した場合に算定する
療養食加算 （短期入所サービス） ※心臓疾患などに対して減塩療法を行う場合は，腎臓病食（食塩総量6g未満／日）に準じて取り扱われるが，高血圧症に対する減塩療法を行う場合は，加算の対象とならない	1回8単位	医師が発行した食事せんに基づく治療食（糖尿病食，腎臓病食，肝臓病食，胃潰瘍食（流動食は除く），貧血食，膵臓病食，脂質異常症食，痛風食および特別な場合の検査食）を提供した場合に1日につき3回を限度として算定する

演習1-1 栄養管理によってもたらされる効果について，例を挙げて説明せよ．

演習1-2 栄養ケアマネジメントと栄養管理プロセスの流れを図で示せ．

演習1-3 クリニカルパスの意義と役割を書け．

演習1-4 入院時食事療養の診療報酬についてまとめよ．

演習1-5 介護報酬における経口移行加算と経口維持加算について説明せよ．

2. 栄養・食事療法,栄養補給法

2.1 栄養・食事療法と栄養補給法

A. 栄養・食事療法と栄養補給

　栄養・食事療法は,ビタミンB_1欠乏による脚気の治療や予防を目的として明治時代より本格的に推進されてきた.その後,結核の予防や治療に高栄養素付加が推進された.第二次世界大戦後,日本が豊かになるまでは,栄養欠乏性疾患に対する栄養素付加を目的とした食事療法が中心であった.この栄養療法は,現代においても食事量を制限する人が栄養素欠乏に陥るため多く行われる.むしろ,近年の高齢社会に伴って増加している.経口摂取が困難な患者に対する栄養補給は,口や鼻から胃まで管(チューブ)を挿管して液状栄養食を投与する経腸栄養法,血管に管(カテーテル)を挿入して栄養輸液を投与する静脈栄養法と多岐にわたる.

　現在の複雑な栄養管理法を行使するために,管理栄養士は「ヒト」を診る人間栄養を,栄養士は「食」を管理する食物栄養を専門的に取り扱う能力が各々に求められるようになっている.つまり,管理栄養士が栄養診断し,栄養管理計画を立案し,相応しい食事内容や栄養補給法を提示し,栄養士は提示された栄養管理を踏まえて治療食や栄養物資を調整するようにして連携しなければならない.栄養補給法の全体を理解して栄養管理を実践していくことが今後の栄養従事者に求められている.

B. 栄養・食事療法と栄養補給の選択

　私たちは生きていくために体外から栄養素を取らなければならない.外部から栄養素を取り込む方法は,健常者であれば最も生理的な経口摂取を行ってお

り，嚥下障害や腫瘍などで上部消化管（口腔〜食道）に何らかの障害がある場合は，チューブを用いて栄養素を投与する経腸栄養法を，消化管全域において障害がある場合は，静脈栄養法によって外部から栄養素を取り入れている．このような栄養素の供給ルートの選択については関連の学会によって一様の選択フローチャートが提唱されており，わが国の臨床の現場においてもこれに従って栄養補給法が選択されている（図2.1）．

栄養補給法の中で，最も多いのは経口栄養補給法である．健常者においては，日本人の食事摂取基準を参考に，性・年齢別に欠乏症や過剰症をきたさないエネルギー量や栄養素量を摂取することが推奨されている．臨床においては，健常者ではないが栄養代謝動態に異常がなければ食事摂取基準に基づいて摂取量が決められ，食事として摂取することになる．一方，栄養代謝動態に異常がある場合は，異常が認められる栄養代謝動態に関連する栄養素量を調整した治療食が提供されている．

図2.1　栄養補給法の選択
［小林ゆき子，基礎栄養学第3版（木戸康博ほか編），p.20，講談社（2015）］

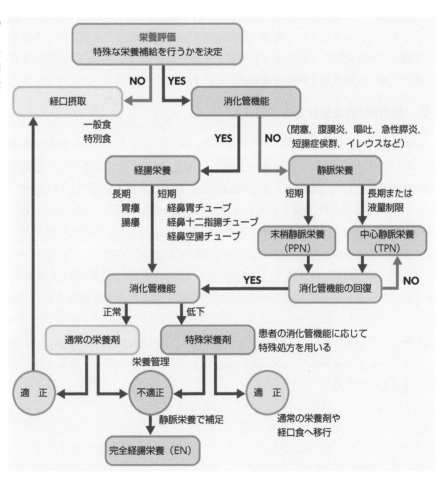

表 2.1　臨床で用いられる栄養補給法
［藤原政嘉，臨床栄養管理学総論（中坊幸弘ほか編），p.55，講談社（2005）］

	末梢静脈栄養法（PPN）	中心静脈栄養法（TPN）	経腸栄養法（EN）
目的	短期間の栄養管理	長期間の栄養管理	短期〜長期間の栄養管理
長期間の栄養管理	不可	可	可
栄養学的効果	制限される	効果大きい	効果大きい
生理的度合い	非生理的	非生理的	生理的
腸管の絶対安静	やや必要	必要	やや不要〜不要
給与エネルギー	500 〜 1,000 kcal 程度	1,500 〜 2,400 kcal 程度	200 〜 2,400 kcal 程度
馴化・離脱期間	不要	必要	経鼻：必要　経瘻孔：不要
重篤な合併症	起こりにくい	起こりやすい	比較的少ない
管理	簡便	煩雑・24 時間	比較的簡便
体動	制限される（投与中）	あまり制限されない	経鼻：制限される（投与中）瘻孔：あまり制限されない
経費	安価	高価	比較的安価
優先順位：経口摂取＞経瘻孔または経鼻胃管法＞ PPN ＞ TPN			

　しかしながら，対象者の容態によっては，十分な食事量が確保できないケースもある．このような場合は，食事の形態（固さ）を変えたり，少量でも高栄養素量となるような食事としたり，濃厚流動食を併用したり，場合によってはそのほかの栄養法（経腸栄養法，静脈栄養法）を併用する方法が採用されている．静脈栄養と経腸栄養の栄養補給法の特徴を表2.1に示す．

C. 治療用特殊食品などの活用

　栄養代謝動態に異常が認められる対象者は，その代謝にかかわる栄養素量を調整しなければならない．栄養素量を調整する場合，多くの場合は通常の食品のみで調整することが可能である．しかしながら，選択する食品に偏りが生じたり，アレルギーや先天性代謝異常のような高度な食事管理を必要としたりする場合は，通常の食品のみで食事を計画することが困難となる．治療用特殊食品は，このような高度な食事計画を実施するために利用される食品である．アレルギー患者のための除去食品，先天性代謝異常患者のための治療乳，腎臓病患者のための低タンパク質食品，胃腸疾患患者のための消化態流動食がその代表例である（表2.2）.

　治療用特殊食品を献立に取り入れることにより，献立のバリエーションが広がるだけでなく，栄養素のバランスを向上させることができるので，治療食種や容態に応じて利用する.

　　　　　　　　　　　　　　　　　　　　　　　　　　2. 栄養・食事療法，栄養補給法

表 2.2　治療用特殊食品の概要

治療用特殊食品	調整食	目的	適応疾患
低タンパク質食品	低タンパク質米飯・麺・パンなど	献立にアミノ酸価の高い食品を取り入れるために，アミノ酸価の低い食品と交換する	腎臓病，肝硬変非代償期
減塩食品	減塩漬物，減塩しょうゆ・味噌，だしわりしょうゆ	ナトリウムの摂取量を制限するために，ナトリウムをカリウムに置換したり，出汁を効かせたりしてナトリウムを減らす	高血圧症，腎臓病，肝疾患
除去食品	アレルゲン除去食品，乳糖除去乳（食品），先天性代謝異常症治療乳（薬品）	特定の成分を完全に除去した食品を用いることで，一般治療食と同じような献立とする場合に利用．治療乳はおもなタンパク質摂取源として利用	各種食物アレルギー，乳糖不耐症，先天性代謝異常症
糖質調整食	甘味料	短時間の血糖値上昇を抑えるために利用．砂糖を用いず甘みを取り入れたい食事に用いる	糖尿病，肝疾患，膵疾患などの耐糖能異常症
高タンパク質食品	高タンパク質プリンなど	タンパク質付加を必要とするが，通常の食事では必要量を確保できない場合に利用	低アルブミン血症，褥瘡

2.2　経口栄養補給法

A. 目的

　経口栄養補給法は，口腔から腸に至る消化吸収機能が保たれている場合に選択される．最も生理的な栄養補給法であるだけでなく，食べ物を認知し，口に食べ物を運び，咀嚼して味を感じて嚥下するという一連の行為により脳神経機能を保全するという重要な役割も担っている．そのため，臨床の現場のみならず在宅医療に至る幅広い栄養補給法として選択されている．経口栄養補給法を実施するためには，栄養代謝状態によって食品選択や摂取量を調整したり，摂食嚥下機能の低下が認められる対象者のために「固さ」を調整したりして，食事を考えなければならない．

B. 食種：一般治療食，特別治療食

　臨床における治療食を分類すると，一般治療食と特別治療食の2つに大別される（図2.2）．

　一般治療食は，おもに形態を調整した治療食である．具体的には，常食，軟食，非固形食（粥食），嚥下調整食（嚥下食），ゼリー食，流動食のように，咀嚼機能や嚥下機能に合わせて固さや粘度を調整した食事である．

　特別治療食は，栄養代謝動態の異常に合わせて栄養素量を調整した食事である．

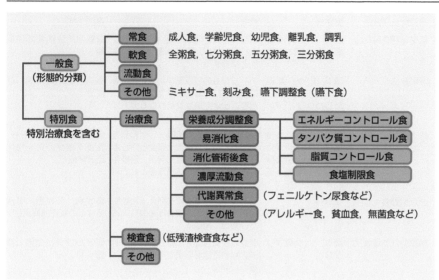

図 2.2　一般治療食と特別治療食の分類
[川田順，臨床栄養管理学総論（中坊幸弘ほか），p.56，講談社（2005）]

エネルギー，タンパク質，脂質，食塩，食物繊維，鉄の含有量を調整したコントロール食や検査食などで構成されている．

　これらの食種は，臨床では**約束食事せん**（いわば治療食のメニュー表で，入院時食事療養費(I)を算定するために必要）を栄養給食部門が作成し，医師もしくは管理栄養士によって容態に見合った食事が選択され，栄養給食部門に食事せんとしてオーダー（注文）される．大半が約束食事せんの範囲内であるが，終末期医療などではQOLを重視した特殊献立も提供される．

C.　一般治療食：常食，軟食，非固形食，嚥下調整食（嚥下食）

　一般治療食には，常食，軟食，非固形食（ミキサー食，流動食）および嚥下調整食（嚥下食）がある．一般的な栄養基準と食品構成を表2.3，表2.4に示す．

a.　常食

　特別な栄養成分調整や食形態の管理を必要とせず，健常者と同じ食事として提供されるものを**常食**という．入院患者の年齢構成表により，これに見合った常食の栄養量が施設ごとに決められている．

　常食は，年齢や性別に見合った内容，見た目で食欲をわかせる内容，香辛料を

	エネルギー（kcal）	タンパク質（g）	脂質（g）	糖質（g）
常食	1,800〜2,000	70〜75	50〜55	270〜300
全粥食	1,600〜1,700	65〜70	40〜50	220〜250
七分粥食	1,400〜1,500	55〜65	35	190〜200
五分粥食	1,200〜1,400	45〜50	30	160〜200
三分粥食	900〜1,200	40〜45	25	120〜180
流動食	600〜700	20〜30	10〜20	100〜110

表 2.3　一般治療食の栄養基準例
[川田順，臨床栄養管理学総論（中坊幸弘ほか編），p.57，講談社（2005）]

　　　　　　　　　　　　　　　　　　　　　　　　　2. 栄養・食事療法，栄養補給法

表 2.4 一般治療食の食品構成例
[川田順，臨床栄養管理学総論（中坊幸弘ほか編），p.57，講談社（2005）]

	常食	全粥食	七分粥食	五分粥食	三分粥食	流動食
穀類	280	200	180	150	110	重湯 450
いも類	50	80	80	80	50	デンプン 10
砂糖	15	15	15	20	20	30
油脂類	20	10	10	5	5	2
豆類	80	100	100	100	100	10
種実類	2					
緑黄色野菜類	100	100	100	80	50	50
その他の野菜類	200	200	200	150	100	50
果実類	100	100	100	150	200	150
藻類	1					
魚介類	85	70	60	50	30	
肉類	55	40	40	30		
卵類	50	50	50	50	50	30
乳類	210	200	200	300	300	400
エネルギー (kcal)	1,963	1,570	1,484	1,391	1,130	708
タンパク質 (g)	71.7	62.3	58.9	55.4	41.7	25.0
脂質 (g)	55.2	42.8	39.9	35.3	28.5	20.8
糖質 (g)	278.5	222.3	206.8	197.9	166.0	103.5

多量にしない，嗜好に偏りが生じやすい食品は食べやすい食味にする，などの考慮が必要である．

b. 軟食（全粥食〜三分粥食）

軟食（粥食）は，全粥食，七分粥食，五分粥食，三分粥食から構成されている．粥（炊きあがった米粒が簡単に潰せる固さ）と重湯（炊きあがった粥の上ずみ液）の配合割合で主食を分類し，全粥は粥：重湯が10：0，七分粥は粥：重湯が7：3というように配合して提供される．主・副菜は主食の固さに合わせて固さを段階づけている．粥食は咀嚼が困難であるだけでなく，傷病ストレスなどで消化機能が低下している場合や術後食としても提供される．

全粥食から三分粥食へと移行するに従って水分量が多くなるが，栄養素量は少なくなっていく．全粥食では1,600 kcal程度を提供できるが，三分粥食では1,000 kcal程度までしか提供できず，これは十分な栄養量ではない．三分粥食のような低栄養素量の食事は一時的であり，三分粥食→五分粥食→七分粥食へとレベルアップさせることが前提である．レベルアップができない場合は，静脈栄養や経腸栄養を併用して，総合的に栄養素量を充足させる必要がある．

c. 流動食

流動食はすべて液体で，固形物がない食事であり，絶食から食事を再開する場合，一番初めに提供される食事である．主食は流動食で重湯，主・副菜はスープ，具なし味噌汁や清汁，野菜ジュース，乳酸菌飲料などで構成され，栄養素を充足させることよりも，消化管を本格的に利用するための準備食という位置付けとし

ての認識が一般的である．たとえば，外科手術後に開始される食事は，流動食→三分粥食→五分粥食→七分粥食→全粥食→常食と進められることがあり，その第一段階の食事としての位置付けである．エネルギー量としては600 kcal程度で構成されている．

d. 非固形食

非固形食は，嚥下機能のみで摂取できる食事で，食塊を舌と上顎で押しつぶす動きが困難な場合でも容易に飲み込めるように調整した食事である．必要栄養量に合わせて，全粥〜五分粥程度のレベルの食事をミキサーにかけてポタージュ状に調整して提供される．主食は粥のままで提供する場合もある．

e. 嚥下調整食（嚥下食）

嚥下調整食は，脳血管疾患発症後の麻痺や認知症などにより，嚥下反射が消失もしくは低下することで誤嚥リスクが高い患者に対して提供される食事である．嚥下造影検査（VF）や嚥下内視鏡検査（VE）によって嚥下機能を診断し，提供できる嚥下調整食の段階が決定される．この段階は病院や施設で独自に設けていることもあるが，近年は学会分類やスマイルケア食（図2.3）を参考にしていることが多い．流動食にとろみ剤を加えたものを最初に提供し，その後ゲル化剤でゼリー状に固めたゼリー食，さらにフランス料理のテリーヌ程度の固さの嚥下調整食へと進めていく．施設調理だけでなく，調理済み嚥下調整食も販売されている．

D. 特別治療食：疾病別分類と栄養成分別分類

特別治療食とは，体内における栄養代謝に支障をきたす疾患に対して提供される，栄養成分を調整した食事である．おもに，入院時食事療養制度において特別食加算（76円／食）の対象疾患に提供される．調整される栄養成分は，エネルギー，タンパク質，脂質，食物繊維が中心であり，必要に応じて食塩や鉄の調整を加え

図 2.3　嚥下調整食の分類

嚥下調整食分類 (日本摂食嚥下リハビリテーション学会, 2021)	嚥下食ピラミッド (金谷節子, 2004)	ユニバーサルデザインフード(UDF) (日本介護食品協議会, 2003)	特別用途食品 (消費者庁)	スマイルケア食 (農林水産省, 2022)		食品, 料理例 嚥下調整食	食品, 料理例 主食
嚥下訓練食品0j	L0(開始食), L3の一部(とろみ水)	—	許可基準Ⅰ —	**0** そのまま飲み込める性状のもの	飲み込みに問題	グレープゼリー	—
嚥下調整食1j	L1(嚥下食Ⅰ), L2(嚥下食Ⅱ)	かまなくてよい	許可基準Ⅱ	**1** 口の中で少しつぶして飲み込める性状のもの	飲み込みに問題	ねぎとろ, 茶碗蒸し, フォアグラムース	重湯ゼリー (分粥ゼリー)
嚥下調整食2-1	L3 (嚥下食Ⅲ)	かまなくてよい	許可基準Ⅲ	**2** 少しそしゃくして飲み込める性状のもの	飲み込みに問題	水ようかん, 卵料理	全粥 (禁ミキサー食)
嚥下調整食2-2	L3 (嚥下食Ⅲ)	かまなくてよい	許可基準Ⅲ	2 かまなくてよい食品	飲み込みに問題	水ようかん, 卵料理	全粥 (禁ミキサー食)
嚥下調整食3	L4 (移行食)	舌でつぶせる	—	3 舌でつぶせる食品	かむことに問題	こしあん, かぼちゃやわらか煮	全粥または軟飯
嚥下調整食4	L4 (移行食)	歯ぐきでつぶせる	—	4 歯ぐきでつぶせる食品	かむことに問題	こしあん, かぼちゃやわらか煮	全粥または軟飯
—	—	容易にかめる	—	5 容易にかめる食品	かむことに問題		

ている．特別食の運用は，二分され，たとえば糖尿病食のように，病名が食種名になっている**疾患別管理**と，エネルギーコントロール食のように調整する栄養素が食種名になっている**栄養成分別管理**がある．近年は後者が多くなっている．特別治療食の分類を表2.5に示す．

特別治療食は，成分調整だけでなく，固さの調整も必要となる患者には適用させなければならない．たとえば，糖尿病食（エネルギーコントロール食）としてエネルギーを8段階に設定し，米飯，軟飯，全粥，七分粥および五分粥の少なくとも5段階の固さレベルで設定すれば40種類の組合せとなる．

E. 食品選択と献立作成：常食，軟食，流動食の献立

a. 常食

常食は，味が極端に偏らなければ，健常者の食事とほとんど変わりがない．ただし，入院中の食事は患者にとって楽しみの一つであり，単調な和食ばかりでは飽きてしまい，摂食率低下や食事サービス低下につながるので，洋食，中国料理なども取り入れた内容とする．

主食の中心は米飯とすることが望ましい．白飯が主であるが，炊き込み米飯，おにぎりだけでなく，カレーライスや丼の形式でも提供される．パンは朝食の選択メニューとして取り入れる施設が多い．麺料理は決まった曜日に週1回で提供していることが多く，患者だけでなく栄養給食部門スタッフの曜日感覚の調整にも活用されている．

主菜は，おもなタンパク質摂取源として位置づける．1日3回の食事とした場合に，それぞれが異なるタンパク質源とする．たとえば，朝を卵，昼を肉，夕を魚のように，偏りがないように工夫する．これはタンパク質源に含まれる脂質の内訳が異なることや，アミノ酸価が異なることが理由である．タンパク質摂取源としての主菜は，内容によっては野菜の摂取源としても重要である．対面配膳方式であれば，温冷混在の主菜提供が可能であるが，中央配膳方式であれば，温冷配膳車の構造上，一つの器に温冷混在盛り付けができない．中央配膳方式であれば，タンパク質源が温かければ，添え物の野菜なども温かいもので考慮する．

副菜は，おもに野菜の摂取源として位置づける．主菜に野菜を十分に添えることができれば1品，そうでなければ2品を提供することが望ましく，どちらかが冷副菜であるならば，片方が温副菜というようにメリハリをつけることも考慮する．また，比較的単調な味付けになりがちなので，風味や見た目も良くなる工夫が必要である．たとえば，すべてが酸味の味付け（甘酢，酢の物，梅肉ソースなど）や中国料理にありがちな胡麻ベースの味付けにならないようにしたり，しょうゆベースの調味で茶色中心の色合いにならないようにしたり，などである．加えて，副菜はタンパク質量の補正にも利用される．たとえば，あえ物にちりめんじゃこ

表 2.5　特別治療食の分類と適用

特別食	対象疾患	病態栄養管理	成分栄養管理	特徴
腎臓食	腎疾患, 心臓疾患, 妊娠高血圧症候群など	腎臓病食, 透析食, 心不全食など	タンパク質コントロール食	タンパク質, 食塩制限（食塩6g以下. 実際は, 無塩, 1g, 3g, 5g 未満に段階分けあり）. 場合によりカリウム, リン, 水分も調整
肝臓食	肝炎, 肝硬変, 胆嚢炎, 胆石症など	肝臓病食	エネルギーコントロール食, タンパク質コントロール食, 脂質コントロール食など	エネルギー, タンパク質を調整. 腹水や高血圧が見られる場合は, 食塩（5g未満）や水分を制限するが, 利尿剤の投与有無, 種類によって調整. 肝硬変非代償期や肝不全では, LES食が加わる
糖尿食	糖尿病, 耐糖能異常	糖尿病食	エネルギーコントロール食	エネルギーを調整. 高血圧が見られる場合は食塩制限（6g以下）を組み合わせる
胃潰瘍食	胃炎, 胃潰瘍, 十二指腸潰瘍	胃・十二指腸潰瘍食	易消化食	脂肪, 食物繊維を制限. 香辛料などの刺激物を使用しない. 流動食からごはん食までのレベルアップ食で構成される
術後食	胃がん, 大腸がんなど, 消化管を切除する術後	胃切除食, 腸切除食	易消化食, 消化管切除食	脂肪, 食物繊維を制限. 香辛料などの刺激物を使用しない. 流動食からごはん食までのレベルアップ食で構成される. 胃切除に対応するため, 少量頻回食（6回食）の構成も含まれる
貧血食	鉄欠乏性貧血	貧血食	貧血食	鉄を中心とした, 造血にかかわる栄養素を強化
膵臓食	急性膵炎, 慢性膵炎	膵臓病食	エネルギーコントロール食, 脂質コントロール食, 易消化食	急性期離脱後の食事再開は流動食からのレベルアップ食（低脂肪, 低繊維, 低刺激）で構成される
脂質異常症食	脂質異常症, 肥満症	脂質異常症食	脂質コントロール食, エネルギーコントロール食	脂質制限（中性脂肪, コレステロール）や脂肪酸比の調整（SMP比, n−3/n−6比）
痛風食	痛風, 高尿酸血症	痛風食	エネルギーコントロール食, タンパク質コントロール食, 脂質コントロール食	プリン体高含有食品を控えた食事として提供する. 成分栄養管理法では, PFCバランスを適正化することに重点を置き, 尿酸値以外の検査値も加味して食種を選択する
てんかん食	難治性てんかん	てんかん食	ケトン食	糖・炭水化物を極端に制限し, 代わりに脂肪を増やす. 体脂肪が分解され, ケトン体が高い状態にする
先天性代謝異常食	フェニルケトン尿症, メープルシロップ尿症, ホモシスチン尿症, ガラクトース血症	先天性代謝異常食, 治療乳	治療乳, タンパク質コントロール食	治療乳は薬価扱い. 離乳開始後は, 治療乳を主たるタンパク質源とするため, 食事はタンパク質コントロール食との組合せとなる
特殊ミルク	低出生体重児	特殊ミルク	特殊ミルク	乳汁摂取量が少ない低出生体重児に対して, 母乳もしくは育児乳に栄養素を添加する
低残渣食	炎症性腸疾患, 過敏性腸症候群など	低残渣食, クローン病食, 潰瘍性大腸炎食	低残渣食	脂質, 食物繊維を制限
高度肥満症食	高度肥満症	高度肥満症食	エネルギーコントロール食, 脂質コントロール食	フォーミュラ食（超低エネルギー食：VLCD）を併用した食事を含む
経管栄養のための濃厚流動食	糖尿病や腎臓病など, 栄養成分調整された濃厚流動食が必要な疾患	成分調整濃厚流動食など現病歴に特別食に準ずる疾患が明記されていること	成分調整濃厚流動食などの表記	
特別な場合の検査食	便潜血の原因特定やアレルギー検査	検査食	検査食	提供する理由が必要
無菌食	骨髄移植や白血病などの免疫低下疾患	無菌食	無菌食	

LES：late evening snack（（頻回食としての）夜食）, PFC：protein, fat, carbohydrate（タンパク質, 脂質, 炭水化物）

を加えたり，煮物に少量のイカや厚揚げを加えたりすると，総タンパク質量の微調整ができる．

　主・副菜においては，一般治療食と特別治療食で同じ献立を提供できることもあるが，大半は異なる献立を考慮する必要がある．臨床における献立立案は，多岐にわたり複雑であるため，何らかの特別治療食と共用でき，成分調整しやすいことを想定しながら常食の献立を立案することが望まれる．

b．軟食

　軟食で用いられる調理加工は，さまざまな特別治療食にも必要とされ，咀嚼機能にも支障がある患者に適応させる技術としての側面も持ち合わせている．それゆえに，一般治療食として提供する軟食を特別治療食にも適応できるような献立が，作業効率の観点から必要である．そのため，主食は一般治療食も特別治療食も同様で，軟飯もしくは分粥が共通して採用される．

　消化に時間がかかる脂肪は食事摂取基準目標量の下限20%を目安にし，乳化脂肪や中鎖脂肪酸を取り入れるなどの工夫が必要である．また，難消化性で消化管に強い刺激を与える食物繊維は，きのこや海藻類に多く含まれ，軟食ではこれらは除去される．その結果として目標量の確保は困難であるが，容態の安定や治療の向上が優先されるのでやむを得ない．これらを総合的に考えて，使用できる食材，避けるべき食材が明確化される．それぞれの軟食での使用食材と調理方法の適応について表2.6，表2.7に示す．

> 「スマイルケア食」は，市販の介護食品を対象者の用途に合わせ，選びやすくするために農林水産省によって基準化された．「青マーク」は，かむ，飲み込むには問題ないが，健康維持上，栄養補給を必要とする人のための食品，「黄マーク」は，かむことに問題がある人のための食品，「赤マーク」は，飲み込むことに問題がある人のための食品である．おいしさ，見た目の美しさ，食べる楽しみなどにも配慮されており，治療食や錠剤・カプセルなどの形状のものは含まれない．

表2.6　軟食（粥食）の食品適用

形態	特徴	使用する食材	避けるべき食材
軟菜食	しっかりとした咀嚼でなくても摂取可能な固さであれば，使用可能．常食でも柔らかい献立であれば流用可能だが，固い場合は全粥食の献立を流用	肉は柔らかい部位か，加熱調理して柔らかくなる獣鳥肉，魚は使用可．加熱調理することで柔らかくなる野菜．葉物野菜は葉の部分．塊では固くなる食品であっても，ミンチや練り物にすると柔らかくなる食品は使用可	加熱して固くなる獣鳥肉，加熱しても柔らかくならない高繊維野菜の使用を避ける．肉の脂身，乾物（海藻，干ししいたけ），繊維が多いごぼう，たけのこ，野菜の茎部，きのこ類，香辛料，生食（避けることが望ましい）
全粥	しっかりとした咀嚼でなくても摂取可能な固さであれば，使用可能．常食でも柔らかい献立であれば流用可能．固い場合は全粥食の献立を立案する		
七分粥食	全粥食より柔らかい献立とし，飽和脂肪酸含有量が低めの食材を選択する．焼く調理でなく，最終的に煮る工程を取り入れる		
五分粥食	基本的に煮る工程を中心とし，脂質は乳化脂肪を取り入れる．不溶性食物繊維をやや少なめにする		七分粥食以上のレベルとほぼ同じだが，高脂肪部位（脂身）はやや少なめにする
三分粥食	五分粥食より柔らかい．低繊維．低脂肪で乳化脂肪を利用する	卵，豆腐，柔らかい煮魚が中心	五分粥食の条件に加えて，調理しても固い食材，高脂肪，高繊維の食材

形態	固さ	煮る	蒸す	焼く	揚げる
軟食	普通食（常食）に比べて弱い咀嚼で摂取できる固さ	○	○	○	△*
全粥食		○	○	○	△*
七分粥食	軟食，全粥食より容易に咀嚼できる固さ	○	○	△	△*
五分粥食	歯茎で噛める程度の固さ	○	○	△	×
三分粥食	舌と上顎で圧迫して押しつぶせる固さ	○	△	×	×

表 2.7　軟食（粥食）の調理方法の適用
○適用可，△一部適用可，×適応不可．＊煮調理との併用．写真は表 2.8 の一般治療食献立例（昼）．

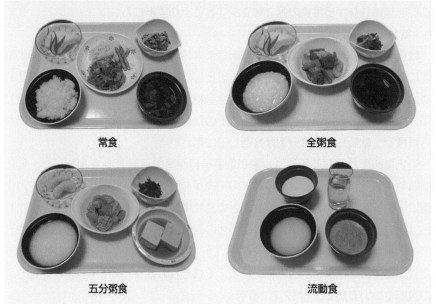

常食　全粥食

五分粥食　流動食

c. 流動食

　流動食は，絶食から食事を再開するときに適用される食事である．そのため，腸管への刺激ができるだけ少ない構成でなければならない．この場合の刺激は，香辛料だけでなく，脂肪，食物繊維，食塩まで対象となる．栄養素の充足は流動食では不可能であり，あくまでも開始食という位置付けで考慮する．重湯，くず湯，清汁，味噌スープ，野菜スープ，牛乳などで構成される．

d. 献立の展開

　同時に常食，軟食，流動食を調理しなければならないために，できるだけ同じ材料で似た献立にする．このことで，発注，検収，伝票整理などの給食管理業務も簡素化する．表 2.8 に一般治療食の献立例を示す．

表 2.8　一般治療食の献立例

	常食		全粥食		五分粥食		流動食	
朝食	ごはん		全粥		五分粥		重湯（卵黄入り）	
	[水稲穀粒] 精白米 うるち米	80	[水稲穀粒] 精白米 うるち米	60	[水稲穀粒] 精白米 うるち米	30	[水稲おもゆ] 精白米	100
							鶏卵 卵黄	20
							かつお・昆布だし	20
							こいくちしょうゆ	2
	枝豆の炒り卵		枝豆の炒り卵		茶わん蒸し			
	鶏卵	50	鶏卵	50	鶏卵	30		
	えだまめ ゆで	10	えだまめ ゆで	10	かつお・昆布だし	100		
	じゃがいもでん粉	1	じゃがいもでん粉	1	こいくちしょうゆ	4		
	調合油	3	調合油	3	みりん	3		
	かつお・昆布だし	5	かつお・昆布だし	5				
	こいくちしょうゆ	2	こいくちしょうゆ	2				
	上白糖	1	上白糖	1				
	切り干しだいこんのきんぴら風		切り干しだいこんの煮物		だいこんの煮物		野菜ジュース	
	焼き竹輪	10	焼き竹輪	10	だいこん	50	野菜ミックスジュース 通常タイプ	80
	切干しだいこん 乾	10	切干しだいこん 乾	10	にんじん	20		
	にんじん	10	にんじん	10	かつお・昆布だし	30		
	板こんにゃく	30	さやえんどう	3	上白糖	3		
	さやえんどう	3	調合油	2	こいくちしょうゆ	3		
	調合油	3	かつお・昆布だし	5				
	かつお・昆布だし	5	上白糖	3				
	上白糖	3	こいくちしょうゆ	3				
	こいくちしょうゆ	3						
	こまつなの煮びたし		こまつなの煮びたし					
	こまつな	50	こまつな	50				
	ぶなしめじ	10	ぶなしめじ	10				
	かつお・昆布だし	10	かつお・昆布だし	10				
	こいくちしょうゆ	2	こいくちしょうゆ	2				
	みそ汁		みそ汁		みそ汁		みそスープ	
	はくさい	30	はくさい	30	はくさい	30	米みそ 淡色辛みそ	6
	根深ねぎ	1	根深ねぎ	1	米みそ 淡色辛みそ	8	かつお・昆布だし	130
	カットわかめ	1	米みそ 淡色辛みそ	9	かつお・昆布だし	130		
	米みそ 淡色辛みそ	8	かつお・昆布だし	130				
	かつお・昆布だし	130						
	牛乳		牛乳		牛乳		温牛乳	
	普通牛乳	200	普通牛乳	200	普通牛乳	200	普通牛乳	100
昼食	ごはん		全粥		五分粥		重湯	
	[水稲穀粒] 精白米 うるち米	80	[水稲穀粒] 精白米 うるち米	60	[水稲穀粒] 精白米 うるち米	30	[水稲おもゆ] 精白米	100
	ポークジンジャー		肉じゃが		炊き合わせ		野菜スープ	
	ぶた ロース 赤肉	80	ぶた ひき肉	50	にわとり ささみ	50	じゃがいも 蒸し	20
	たまねぎ	30	たまねぎ	30	たまねぎ	30	ほうれんそう ゆで	20
	しょうが	5	じゃがいも	40	じゃがいも	40	牛乳	60
	こいくちしょうゆ	4	にんじん	15	にんじん	15	普通食塩	0.2
	上白糖	3	さやいんげん	10	かつお・昆布だし	80		
	料理酒	3	調合油	4	上白糖	4		
	調合油	5	かつお・昆布だし	80	こいくちしょうゆ	4		
	キャベツ ゆで	20	上白糖	4	料理酒	3		
	アスパラガス	15	こいくちしょうゆ	4	みりん	4		
	じゃがいも 蒸し	40	料理酒	3				
	マヨネーズ 全卵型	8	みりん	4				

（つづく）

昼食

ナッツあえ		あえ物		煮びたし			
ほうれんそう	30	ほうれんそう	50	ほうれんそう	50		
だいずもやし	40	赤ピーマン	10	かつお・昆布だし	15		
赤ピーマン	5	かつお・昆布だし	4	こいくちしょうゆ	2		
カシューナッツ フライ 味付け	2	こいくちしょうゆ	2				
食塩	0.2						
こしょう 白 粉	0.05						

すまし汁		すまし汁		煮奴		豆乳	
おきなわもずく 塩蔵 塩抜き	30	おきなわもずく 塩蔵 塩抜き	30	木綿豆腐	100	豆乳	80
切りみつば	2	焼きふ 車ふ	1	かつお・昆布だし	60	上白糖	4
焼きふ 車ふ	1	かつお・昆布だし	130	こいくちしょうゆ	2		
かつお・昆布だし	130	こいくちしょうゆ	2	食塩	0.3		
こいくちしょうゆ	2	食塩	0.7	ゆず 果汁	0.2		
食塩	0.7	ゆず 果汁	0.2				
ゆず 果汁	0.2						
ゆず 果皮	0.2						

フルーツ		フルーツ		りんごのコンポート		りんごジュース	
りんご	80	りんご	80	りんご	80	りんご ストレートジュース	100
				上白糖	5		

夕食

ごはん		全粥		五分粥		重湯	
[水稲穀粒] 精白米 うるち米	80	[水稲穀粒] 精白米 うるち米	60	[水稲穀粒] 精白米 うるち米	30	[水稲おもゆ] 精白米	100

白身魚の中華あんかけ		白身魚の中華風揚げ煮		白身魚煮			
まだら	70	まだら	70	まがれい	70		
食塩	0.4	食塩	0.5	しょうが	4		
じゃがいもでん粉	5	じゃがいもでん粉	5	上白糖	3		
調合油	7	調合油	7	料理酒	3		
たまねぎ	20	たまねぎ	20	こいくちしょうゆ	3		
青ピーマン	10	にんじん	10	野菜のくず煮		野菜の裏ごし	
にんじん	20	チンゲンサイ	20	とうがん	50	とうがん	20
きくらげ 乾	10	こいくちしょうゆ	4	にんじん	20	にんじん	10
こいくちしょうゆ	4	上白糖	4	かつお・昆布だし	50	かつお・昆布だし	40
上白糖	4	料理酒	3	こいくちしょうゆ	3	こいくちしょうゆ	1
料理酒	3	中華だし	50	上白糖	4	上白糖	1
穀物酢	5	じゃがいもでん粉	2	じゃがいもでん粉	3	じゃがいもでん粉	1
中華だし	50						
じゃがいもでん粉	2						

中華スープ		中華スープ		温玉汁		卵黄スープ	
鶏卵	20	鶏卵	20	鶏卵	50	鶏卵 卵黄	20
生しいたけ	3	あさつき	1	たまねぎ	10	中華だし	100
たけのこ 水煮缶詰	5	中華だし	140	かつお・昆布だし	100	食塩	0.4
あさつき	1	こいくちしょうゆ	3	こいくちしょうゆ	3		
中華だし	140	食塩	0.3	食塩	0.3		
こいくちしょうゆ	3	ごま油	0.2				
食塩	0.3						
ごま油	1						

中華あえ		さつまいもの甘煮		さつまいものクリーム煮		ヨーグルト	
きゅうり	20	さつまいも 皮なし	40	さつまいも 皮なし	50	ヨーグルト 全脂無糖	100
緑豆はるさめ 乾	6	上白糖	3	上白糖	3	上白糖	5
赤とさか 塩蔵 塩抜き	5	レモン 果汁	2	クリーム 乳脂肪・植物性脂肪	10		
こいくちしょうゆ	2						
中華だし	5						
穀物酢	0.5						
ごま油	0.5						
食塩	0.2						
ごま 乾	2						

栄養素量

エネルギー 1,825 kcal	エネルギー 1,514 kcal	エネルギー 1,117 kcal	エネルギー 528 kcal
タンパク質 66.1 g (14.5%)	タンパク質 52.8 g (13.9%)	タンパク質 55.8 g (20.0%)	タンパク質 20.6 g (15.6%)
脂質 48.6 g (24.0%)	脂質 40.5 g (24.1%)	脂質 25.4 g (20.5%)	脂質 21.7 g (37.0%)
糖質 261.2 g (61.5%)	糖質 219.2 g (62.0%)	糖質 153.8 g (59.6%)	糖質 60.1 g (47.4%)
食塩相当量 8.2 g	食塩相当量 7.7 g	食塩相当量 6.6 g	食塩相当量 2.4 g

2.3 経腸栄養補給法

A. 目的

　経腸栄養補給法（経腸栄養法）は，腸が使えるが，摂食嚥下機能に障害が認められる場合に選択される栄養補給法である．少なくとも腸に栄養素を取り込む機能が保持されていれば選択することが可能である．摂食嚥下機能を利用せずに投与するために，さまざまなルートからチューブを通して消化管に栄養素を投与することになるため，経管栄養法ともいわれる．

B. 適応疾患

　一般的な適用症例としては，摂食嚥下障害（脳血管障害，認知症，サルコペニア，著しい活動性の低下），経口栄養摂取量不足や，炎症性腸疾患（クローン病，潰瘍性大腸炎）における成分栄養剤投与，極低出生体重児などの哺乳能力が著しく低下しているケース，管腔内消化を避けたい疾患（膵炎，胆嚢炎，胆管疾患）などである．ただし，以下の容態が認められる場合は適用されない．
(1) 容態が急性期で消化管の利用により悪化が予想される場合
(2) 腸閉塞やイレウスが認められる場合
(3) 残存空腸が極端に短い場合（50 cm未満，ただし残存吸収機能が確認できれば適用することもある）

C. 投与ルート（経管栄養，胃瘻など）

　投与ルートには，チューブ挿入部として，経鼻，経口，頸部食道瘻，胃瘻および空腸瘻が利用される（図2.4）．チューブ挿入部の選択は，容態だけでなく経管栄養法の利用期間も含めて選択され，食道より上部に腫瘍などの閉塞が認められる場合は，経鼻，経口および頸部瘻は選択できない．

　胃に"口を作る"ことは大変なことであるが，現在は数十分程度の簡単な手術法（経皮的内視鏡的胃瘻造設術：PEG）によって，多くの患者が利用できるようになった．PEGを使用しながら経口摂取も可能で，また不要になればいつでも取ることができ，その日のうちに食事が可能である．

D. 経腸栄養剤の種類と成分

　経腸栄養剤は大きく分けて医薬品と食品に分類される．経腸栄養剤はさまざまな目的に応じて使用できるように数多く取り揃えられている．窒素源が，タンパ

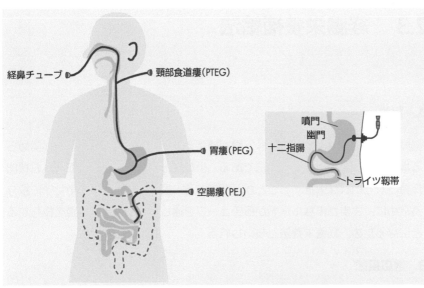

図 2.4　経腸栄養ルート

PTEG：percutaneous trans esophageal gastro-tubing，PEG：percutaneous endoscopic gastrostomy，PEJ：percutaneous endoscopic jejunostomy

経鼻チューブ
頸部食道瘻（PTEG）
胃瘻（PEG）
空腸瘻（PEJ）

噴門
幽門
十二指腸
トライツ靭帯

表 2.9　経腸栄養剤の分類と特徴

Fr：チューブの外径の単位，フレンチ．

［島田慈彦編，実践静脈と経腸栄養 基礎編，p.128，エルゼビア・ジャパン（2003）より一部改変］

		天然濃厚流動食	人工濃厚流動食・栄養剤		
			半消化態栄養剤 濃厚流動食	消化態栄養剤	成分栄養剤（ED）
取り扱い区分		食品	医薬品，食品	医薬品，食品	医薬品
各種栄養成分	窒素源	タンパク質	タンパク質 ポリペプチド	アミノ酸 ジペプチドおよび トリペプチド	アミノ酸
	炭水化物	デンプン	デキストリンなど	デキストリン	デキストリン
	脂肪含有量	多い	比較的多い	少ない	極めて少ない
	繊維成分	（＋）	（±）	（−）	（−）
剤型		液状製剤	粉末製剤，液状製剤	粉末製剤，液状製剤	粉末製剤
製剤の性状	消化	必要	多少必要	不要	不要
	残渣	多い	少ない	極めて少ない	極めて少ない
	浸透圧	やや高い	比較的低い	高い	高い
	溶解性	不良	比較的良好	良好	良好
	粘稠性	高い	やや高い	やや高い	低い
	味・香り	良好	比較的良好	不良	不良
適応		狭い	かなり広い	広い	広い
栄養チューブ（直径）		3〜4 mm 以上	2〜3 mm（8Fr）	2〜3 mm（8Fr）	1〜1.5 mm（5Fr）

ク質である半消化態栄養剤とアミノ酸である成分栄養剤に分けられる．経腸栄養剤の種類と成分を表2.9に示す．

E. 経腸栄養剤の特性と使用時の注意点

　経腸栄養剤の投与は，濃度，速度，温度，投与順序および性状を設定する必要がある．

a. 濃度

経腸栄養剤は液体のものと白湯に溶解して投与する粉末のものが用いられている．液体の経腸栄養剤はエネルギー 1~2 kcal/mL，NPC/N（非タンパク質エネルギー／窒素比）150前後の濃度が主流である．

基本的に液体の経腸栄養剤は，加水し希釈して投与せず，原液で投与する．

b. 温度

経腸栄養剤の温度は常温（25℃前後）が望ましい．冷たい経腸栄養剤を投与すると下痢や腹部不快感を訴えることがある．

c. 速度

経腸栄養剤の投与開始時の速度は，おおむね1時間で50 mL前後が目安とされ，問題がなければ1時間で150 ～ 200 mL（経鼻・胃瘻）100 mL（腸瘻）の速度まで増量させていく．衛生的な問題を除き，設定分量を投与できれば投与速度は遅くてもよい．反対に，投与速度を早めすぎると，下痢を訴えたり，嘔気，嘔吐による逆流性誤嚥を引き起こしたりする可能性がある．

経腸栄養剤を一定速度で注入したい場合に注入ポンプを用いる場合がある．目的投与量の時間計算が可能となり，投与量チェックの手間が省ける利点がある．また，自然滴下で注入した場合，注入が残り少なくなると，注入速度が遅い場合に腹圧によって注入されなくなる．注入ポンプを用いることで最後まで注入することが可能となる．

d. 投与順序

経腸栄養チューブから注入するものは，経腸栄養剤，水および内服薬である．これらすべてを混和して注入しない．また投与前に容態，チューブの確実な留置を確認してから投与を開始する．

F. 栄養補給に必要な用具・機械

必要となる用具・機械は，経腸栄養剤を入れる容器，流すチューブ，注入ポンプなどである．主要な用具・器具を図2.5に示す．

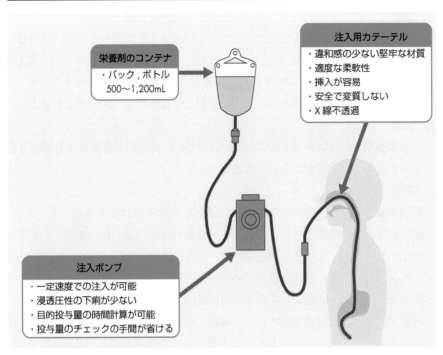

図 2.5 経腸栄養法で用いられる器具
［曽田益弘，静脈栄養・経腸栄養ガイド増補版，p.151，文光堂（1995）より一部改変］

栄養剤のコンテナ
・バック，ボトル
　500〜1,200mL

注入用カテーテル
・違和感の少ない堅牢な材質
・適度な柔軟性
・挿入が容易
・安全で変質しない
・X 線不透過

注入ポンプ
・一定速度での注入が可能
・浸透圧性の下痢が少ない
・目的投与量の時間計算が可能
・投与量のチェックの手間が省ける

G. 経腸栄養の合併症と対応

経腸栄養の合併症には，下痢，嘔吐，逆流性誤嚥，チューブ留置部の炎症や潰瘍，チューブ内閉塞などが挙げられる．合併症を表2.10に示す．

経腸栄養剤によるもの	下痢，悪心・嘔吐，腹部膨満感，腹痛，便秘
代謝合併症	高血糖，高浸透圧性非ケトン性昏睡，必須脂肪酸欠乏症，電解質，酸塩基平衡異常，ビタミン，微量元素欠乏症
栄養チューブによる合併症	栄養チューブの閉塞，断裂，チューブの誤接続，気管・気管支への誤挿入，消化管穿孔，皮膚および粘膜のびらん，潰瘍，出血，逆流性食道炎，誤嚥性肺炎

表 2.10　経腸栄養法のおもな合併症

a. 下痢

下痢は，経腸栄養剤が高浸透圧である場合，含有脂肪が多い場合，投与速度が速い場合，冷たい栄養剤を投与した場合，細菌に汚染された栄養剤を投与した場合，長期間の静脈栄養後に経腸栄養を開始した場合などに認められる．まず，経腸栄養が原因であるか確認することが重要である．そのうえで，衛生面の確認を実施し，投与速度の調整や栄養剤の変更を検討する．

b. リフィーディングシンドローム

飢餓状態時に急速な輸液投与を行うことにより，グルコースが急速に細胞内に取り込まれ，これに伴いリン，カリウム，マグネシウムも細胞に取り込まれ，低リン血症，低カリウム血症，低マグネシウム血症を発症し，痙攣，筋力低下，水

分貯留による心機能障害や呼吸障害が引き起こされる．これを**リフィーディングシンドローム**という．このような飢餓状態時からの栄養投与開始は低速度，低濃度で行い，電解質の動態をみながら増量させていく．

c. チューブ内閉塞

経腸栄養剤の残渣はチューブ内に固着しやすい．固着物はさらなる固着を招き，やがて閉塞に至ってしまう．細菌の温床になりやすいので，栄養剤投与後は水でしっかりフラッシングして清浄しなければならない．

H. 在宅経腸栄養管理

経腸栄養管理を行ううえでの注意事項を遵守すれば，在宅で経腸栄養管理を行うことは可能である．**静脈経腸栄養ガイドライン**（第3版）では，病態が安定しQOLが向上すると判断され，訪問看護や医療チームの体制が整備され，患者や家族の理解が十分に得られていることが実施条件としている．そのため，入院中に在宅経腸栄養に関する教育が行われる．在宅経腸栄養の実施例としては炎症性腸疾患における成分栄養剤投与や誤嚥リスクが低い場合などが挙げられる．

2.4 静脈栄養補給法

A. 目的

腸の消化吸収機能が十分でなく必要栄養素量を確保できない場合，もしくは消化吸収機能を利用することで容態悪化が予想される場合に**静脈栄養補給法**が選択される．静脈栄養補給法は，単に栄養補給するだけでなく，血液電解質の補正に利用されたり，脱水時の水分補給にも利用される．

B. 適応疾患

おもな適応疾患を以下に示す．経腸栄養法が施行できない場合である．
- 消化管通過障害
- 短腸症候群
- 腸閉塞，腸管出血，縫合不全など，消化管の重篤な疾患
- 炎症性腸疾患急性期
- 急性膵炎
- 重症下痢（急性下痢症）
- 電解質異常（アシドーシス，アルカローシスなど）

C. 中心静脈栄養と末梢静脈栄養

a. 中心静脈栄養（TPN）

中心静脈栄養は，2週間以上にわたって必要栄養素量すべてを静脈栄養投与したい場合に選択される．鎖骨下静脈や大腿静脈などにカテーテルを留置し，そのカテーテルの先端が心臓の入り口に位置するため，比較的長期間にわたって1日分の必要栄養素が含まれる高濃度輸液を投与することができる．

b. 末梢静脈栄養（PPN）

末梢静脈栄養は，2週間以内に経口栄養もしくは経腸栄養による栄養管理が可能であると予測される場合に，短期間の栄養状態および水電解質管理を行う場合に用いる．経口摂取はできているが総量が不足している場合，消化管術後などで短期間の絶食を要する場合などにも適用されている．

D. 静脈栄養の合併症と対応（感染など）

静脈栄養は，投与された栄養素すべてが体内に取り込まれる栄養法であるため，消化吸収を考慮する必要がない．一方，直接血管内に投与されるため，さまざまな生体バリアによる保護作用がない．それゆえにさまざまな合併症を想定しなければならない．おもな合併症は，血管炎，敗血症（菌血症），バクテリアルトランスロケーションや乳酸アシドーシスが挙げられる．

a. 血管炎

輸液を血管内に注入することにより起こる血管痛や炎症であり，末梢静脈栄養時に見られる．原因としては高濃度輸液の投与や，長期間の末梢静脈栄養が挙げられる．

b. 敗血症（菌血症），バクテリアルトランスロケーション

おもに中心静脈栄養時に認められる．カテーテルと輸液バックからの輸液ライン（チューブ）の部位が汚染されていると，細菌が体内に侵入し感染症を発症する．また，腸を利用しないことで腸管の上皮細胞が萎縮，脱落して，消化管バリアを通過して体内に腸内細菌が進入するバクテリアルトランスロケーションが引き金になることがあり，これによっても敗血症になる．

c. 乳酸アシドーシス

経口・経腸栄養が不十分な時に，ビタミンB_1を含まない高濃度のグルコース輸液を投与した場合，グルコース代謝が滞り，乳酸が多量に産生されることでアシドーシスを発症する．グルコース輸液の投与はただちに中止し，ビタミンB_1の大量投与を行うことで対応する．

演習 2-1　栄養補給法の種類についてまとめよ.

演習 2-2　軟食を提供する時の注意点について書け（食品選択と献立作成）.

演習 2-3　経腸栄養剤の投与方法についてまとめよ（濃度，速度，温度）.

演習 2-4　静脈栄養の合併症について例を挙げて説明せよ.

3. 栄養, 代謝, 内分泌系疾患

3.1 栄養, 代謝, 内分泌系疾患の成因と症状

A. 代謝性疾患の成因と症状

栄養素の代謝とは, 摂取した栄養素を消化・吸収して体内に取り入れて不要になったものを排泄する一連の中で, 体内に取り入れた栄養素を合成 (同化作用), 分解 (異化作用) し, 生命を維持するために人体特有の成分に作り替え, 身体の**ホメオスタシス(恒常性)**を保つしくみである. したがって, 外部環境要因, 遺伝要因, 生活習慣要因など何らかの原因によって, 代謝に障害が生じると特定の器官ではなく全身に多様な身体的影響を及ぼす. 代謝性疾患の中でも内臓脂肪型肥満に高血糖, 高血圧, 脂質異常のうち2つ以上を合併した状態が**メタボリックシンドローム**であり, インスリン抵抗性を呈し動脈硬化を促進する (図3.1). 代謝性疾患の患者は, 生涯にわたり食事・運動・**ライフスタイル**の自己管理が必要となるが, 自覚症状が乏しいために継続は難しい. 代謝障害が身体に及ぼす影響や動脈硬化の発生・進展防止のための栄養管理について十分に理解することが必要である.

B. 内分泌疾患の成因と症状

内分泌とは, 分泌器官の細胞が合成した**ホルモン**を血液中に分泌することである. ホルモンは, 血液の流れに乗って全身を循環し標的細胞まで運ばれ受容体に結合し, さまざまな器管の働きを調整する. ホルモンの働きにより, 体温, 代謝, 中枢神経, 自律神経が正常に保たれる. 内分泌疾患は, ホルモンを分泌する内分泌腺の機能亢進もしくは機能低下によって引き起こされる疾患である. ホルモン

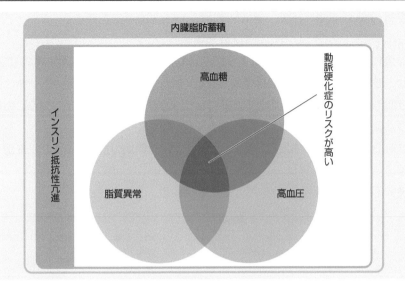

図 3.1　メタボリックシンドロームのイメージ
脳卒中や心筋梗塞の原因である動脈硬化は, 血糖上昇, 血圧上昇, 脂質代謝の異常などのリスク要因が密接に影響しあっており, そのリスク要因の根源は内臓脂肪蓄積である

図中：内臓脂肪蓄積／インスリン抵抗性亢進／高血糖／脂質異常／高血圧／動脈硬化症のリスクが高い

の分泌は多すぎても少なすぎてもよくない. 標的器管の機能が低下した場合は, 分泌腺を刺激するホルモンの分泌量が増加し, 逆に亢進した場合はその刺激するホルモンの分泌量が減少して, 標的器管の機能が安定するようにホルモンの分泌量を調節するしくみが備わっている. そのしくみを**フィードバック調節系**という. 内分泌疾患を発症する分泌器官は, 下垂体, 甲状腺, 副甲状腺, 副腎皮質, 副腎髄質, 乳腺, 性腺などのように多い.

3.2　るい痩（やせ）

A.　どんな病気か

　るい痩（やせ）とは, 標準体重より著しく体重が減少している状態をいう. BMIが 18.5 kg/m² 未満は**低体重**と定義されている. 体脂肪や体タンパク質不足により慢性的な低栄養状態であり, 正常な成長が阻害され体脂肪や筋肉の消耗を引き起こす. 思春期のやせ願望などの心身的要因, 重症疾患, 食欲不振や高齢期の摂食嚥下障害などさまざまな原因がある. 症状として, 嘔吐や下痢などの消化器症状, 動悸や不整脈の循環器症状が認められ, **神経性やせ症**の場合は, 低体温, 徐脈, うつ状態などがみられる. 高齢者では, 褥瘡が生じやすくなる.

B.　どうやって評価するのか（栄養アセスメント）

①身体計測（BMI, 体脂肪率など）にて, るい痩の程度を評価する（表3.1）.

②腹痛，悪心，嘔吐，下痢，便秘を確認し，消化器症状を把握する．

③生化学検査値からるい痩の状態を評価する．

　血清総タンパク質（TP），血清アルブミン（Alb）が低下する．筋量が少ないことから血清クレアチニン（Cr）は低値である．また，脱水による血清クレアチニンと血中尿素窒素（BUN）の上昇が認められないかを確認し，ナトリウム，カリウム値の異常に注意する．

④食事調査により食事摂取量を把握し，やせ始めた時期の食欲の変動などを調べる．

⑤食欲不振を招く薬物の使用についても確認する．

表 3.1　るい痩の評価

名称	計算方法	内容	
BMI (body mass index)	体重 (kg) ÷ [身長 (m) ×身長 (m)]	18.5 未満	やせ
		18.5 以 上 25 未満	標準
		25 以上 30 未満	肥満 1 度
		30 以上 35 未満	肥満 2 度
		35 以上 40 未満	肥満 3 度
		40 以上	肥満 4 度
標準体重（理想体重）	身長（m)² × 22		
％標準体重（％ IBW）	実測体重÷標準体重× 100	80 ～ 90%未満	軽度の栄養不良
		70 ～ 80%未満	中等度の栄養不良
		70%未満	重度の栄養不良
％平常時体重 (％ UBW)	実測体重÷平常時体重× 100	85 ～ 90%未満	軽度の栄養不良
		75 ～ 85%未満	中等度の栄養不良
		75%未満	重度の栄養不良
％体重減少率	（平常時体重－現在の体重実測値） ÷平常時体重× 100	有意な体重減少	1 週間で 2%以上
			1 か月で 5%以上
			3 か月で 7.5％以上
			6 か月で 10%以上

C. どれくらいの栄養量が必要か（栄養素の付加や制限）

　経口摂取が困難な場合は，経腸栄養法や静脈栄養法で栄養状態の改善を図る．急速な栄養補給は，**リフィーディングシンドローム**＊といわれる代謝異常をきたすので注意しながら徐々に栄養量を増加させ，経口栄養法が可能なら，ゆっくりと食事量を増やしてるい痩の改善を図ることを基本とする．

①エネルギー：35 kcal/kg 標準体重以上（最初は食べられる量で徐々に増加）．長期飢餓の場合は，500 kcal程度から少しずつ様子を見ながら増していく．

②タンパク質：1.5 g/kg 標準体重以上（良質のタンパク質を多めにする）

③脂質：エネルギー比率25 ％以上

④炭水化物：250 g以上を確保する．

＊　**リフィーディングシンドローム**：低栄養の患者への急激な糖質投与によって，ビタミンやミネラルの需要が増加することで，欠乏症状が現れること．

D. どんな食事か（食事療法の内容）

a. 献立・調理法の工夫

①主食を十分に摂るため，味付の主食やエネルギー密度の高い料理とする（おにぎり，麺類，丼物，チャーハン，ピラフなど）.

②主菜は，良質のタンパク質や消化が良い食材を選択する.

③副菜は，食べやすいようにスープにしたり，マリネや炒め物など油料理と合わせた料理が望ましい.

④可能なら間食をとる．エネルギーやタンパク質を多く含む菓子類を利用する.

⑤水分摂取量が不足しないように，牛乳や水分含有量の多い食品を利用する.

b. 食事・ライフスタイルの注意点

①まずは，本人の嗜好を優先させ，好きなものを少量ずつ頻回に食べる.

②神経性の摂食障害によるるい痩は，専門的な精神療法や行動療法などが必要となる.

3.3　肥満

A. どんな病気か

　肥満とは，BMIが25 kg/m^{2}以上で脂肪組織が過剰に蓄積した状態である．肥満症とは，BMI 25 kg/m^{2}以上に加えて医学的に減量が必要な病態である．内臓脂肪は増えやすく減りやすいという特徴があり，**アディポサイトカイン**といわれる生理活性物質を産生・分泌して動脈硬化症の発症に深く関与している．肥満には，単純性（原発性）と症候性（二次性）がある．大部分の肥満は，単純性肥満であり食習慣の乱れや運動不足から発症する．症候性肥満は，何らかの疾患や遺伝で生じる肥満である．特異的な症状はないが，糖尿病，脂質異常症，高血圧症，痛風，心疾患など多くの生活習慣病の誘因となる疾患である（図3.2）.

B. どうやって評価するのか（栄養アセスメント）

①身体計測にて，肥満の程度を評価する（表3.2）.

　最高体重，最低体重，20歳頃の体重の聞き取りを行い，急激な体重増加なのか長期的な体重増加なのか確認する．内臓脂肪蓄積面積を測定することが理想であるが，代わりにウエスト周囲を測定する.

②生化学検査値から肥満の状態を評価する.

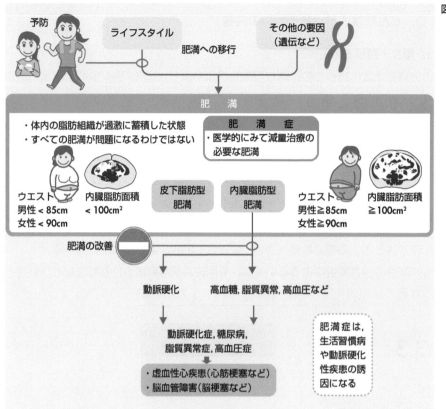

図 3.2 肥満

BMI	判定（日本肥満学会）	WHO 基準
＜ 18.5	低体重	Underweight
18.5 ≦ ～ ＜ 25	普通体重	Normal range
25 ≦ ～ ＜ 30	肥満（1 度）	Preobese
30 ≦ ～ ＜ 35	肥満（2 度）	Obese class I
35 ≦ ～ ＜ 40	肥満（3 度）	Obese class II
40 ≦	肥満（4 度）	Obese class III

表 3.2 肥満の判定

空腹時血糖（FBS），LDL コレステロール，HDL コレステロール，トリグリセリド*（中性脂肪，TG），血圧，尿酸（UA）などから生活習慣病の発症をチェックする．

＊ トリアシルグリセロールともいう

③食事調査により食事摂取量や食事摂取する時間などの生活行動パターンや運動習慣の有無についても確認する．

C. どれくらいの栄養量が必要か（栄養素の付加や制限）

標準体重を目安に，除脂肪組織（LBM）は減少させずに体脂肪の減少が目標である．不規則な食習慣を改善する行動療法を取り入れ，肥満の是正を図ることを基本とする．

①エネルギー：20 ～ 25 kcal/kg 標準体重（月に1 ～ 2 kgの減量を目標とする）

②タンパク質：1.0 ～ 1.2 g/kg 標準体重（タンパク質不足にならないようにする）

③炭水化物：エネルギー比率50 ～ 60 ％（単糖類の過剰摂取に注意して，糖質は最低でも100 g以上は摂取する）

④脂質：エネルギー比率20 ～ 25 ％（過剰摂取に注意する）

⑤食事量の減少により栄養量が少なすぎることはないか，特にタンパク質，ビタミン，ミネラルに注意する．

D. どんな食事か（食事療法の内容）

a. 献立・調理法の工夫

①3食は主食，主菜，副菜を揃え，均等量とし，欠食，夜食，間食はしない．

②主食は，食物繊維の多いものを利用すると，噛む回数が増え，満腹感が得やすい．

③油脂類の使用量を減らし脂肪含有量の少ない食材を活用する．

④海藻，きのこ，コンニャク，野菜類など低エネルギー食品を利用し，食事のボリュームを増す．

b. 食事・ライフスタイルの注意点

①食習慣を是正するためライフスタイル全体を見直す．

②食事は，よく噛みゆっくりと食べる．夕食は遅く食べず，就寝時間までを短くしない．

③皿数を増やしたり，食器の大きさを変更したり見た目を工夫する．

④体重，歩数などの記録をとり，行動変容に結びつける．

⑤無理なく続けられる運動からスタートし，体を動かすことを習慣化する．

3.4 糖尿病

A. どんな病気か

　糖尿病はインスリンの分泌低下や作用不足（インスリン抵抗性）によって，慢性の高血糖をきたす疾患であり，さまざまな原因が複雑に絡み合って発症する．1型糖尿病は，膵ランゲルハンス島β細胞の破壊によりインスリン分泌の絶対的低下または欠乏により発症する．2型糖尿病は，インスリン分泌不足やインスリンの作用不足により，肝細胞，脂肪細胞，筋肉細胞にインスリンの作用をうまく伝えられないことによって発症する．

　高血糖症状として，口渇，多飲，多尿，体重減少，全身倦怠感などが現れ，長期に及ぶ高血糖状態は細小血管合併症（神経障害，網膜症，腎症）や大血管障害（脳

梗塞，心筋梗塞）などの合併症を併発させる．令和元年国民健康・栄養調査（厚生労働省）によると，糖尿病が強く疑われる者の割合は男性19.7％，女性10.8％でありその大部分が2型糖尿病である．もはや，国民病といえる．糖尿病の治療は食事療法，運動療法，薬物療法によって血糖値を正常化し，高血糖に伴って起こる代謝の乱れを是正することである．

B. どうやって評価するのか（栄養アセスメント）

①身体計測を行い，内臓脂肪蓄積の程度を評価する．

特に，体重の変動は血糖値への影響と食事療法のよいパラメーターとなるため定期的に測定する．

②初回検査で高血糖の存在確認として型を判定し（表3.3），糖尿病型である場合は図3.3に従い臨床診断する．

発症後は図3.4を目安にして，血糖，**ヘモグロビンA1c**（HbA1c），フルクトサミン，空腹時血中インスリン値，1日尿中C-ペプチド，LDLコレステロール，HDLコレステロール，トリグリセリドなどより，血糖と血中脂質のモニタリングを行う．血圧もチェックする．

③合併症の検査（網膜症，腎症，神経障害，冠動脈疾患，脳血管障害，末梢動脈疾患，足潰瘍・壊疽）を行い進行状況を評価する．

④食事調査により食事摂取量や食事摂取する時間などの生活行動パターンや運動習慣の有無についても確認する．

C. どれくらいの栄養量が必要か（栄養素の付加や制限）

良好な血糖コントロールを維持するため，その人に見合った適正なエネルギー量で栄養のバランスが取れた食事を基本とする．

①エネルギー：

身体活動量 　軽労作（デスクワーク，主婦など）：25 〜 30 kcal/kg目標体重

　　　　　　　普通の労作（立ち仕事が多い職業）：30 〜 35 kcal/kg目標体重

　　　　　　　重い労作（力仕事の多い職業）　　：35 〜 kcal/kg目標体重

性別，年齢，肥満度，身体活動量，血糖値，合併症の有無などを考慮してエネルギー量を決定する．

②タンパク質：1.0 〜 1.2 g/kg目標体重（エネルギー比率20％以下）

③脂質：エネルギー比率25％以下（飽和脂肪酸，コレステロールは控えめにして不飽和脂肪酸を増やす）

④炭水化物：エネルギー比率50 〜 60％（炭水化物の摂取量を一定にする．単糖類，少糖類よりも多糖類の摂取をすすめる）（図3.5）．

表 3.3　高血糖の存在確認（型を判定する）

* 血糖値は静脈血漿値を示す．
[日本糖尿病学会糖尿病診断基準に関する調査検討委員会，糖尿病の分類と診断基準に関する委員会報告，糖尿病，55，492（2012）より一部改変]

糖尿病型	①～④のいずれかが確認された場合 ①早朝空腹時血糖値 *126 mg/dL 以上 ②75 g OGTT で 2 時間値 200 mg/dL 以上 ③随時血糖値 200 mg/dL 以上 ④HbA1c が 6.5% 以上	➡図 3.3 により診断する
正常型	⑤および⑥の場合 ⑤早朝空腹時血糖値 *110 mg/dL 未満 ⑥75 g OGTT で 2 時間 140 mg/dL 未満	75 g OGTT の 1 時間値が 180 mg/dL 以上の場合は 180 mg/dL 未満のものに比べて糖尿病に悪化する危険が高いので，境界型に準じた取り扱い（経過観察など）が必要である．また，空腹時血糖値が 100 ～ 109 mg/dL は正常域ではあるが，「正常高値」とする．この集団は糖尿病への移行や OGTT 時の耐糖能障害の程度からみて多様な集団であるため，OGTT を行うことが勧められる．
境界型	「糖尿病型」「正常型」いずれにも属さない場合	

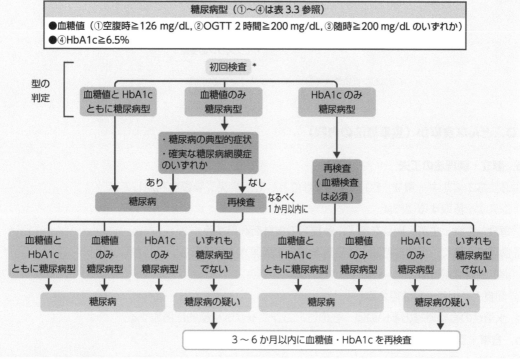

図 3.3　糖尿病の臨床診断のフローチャート

* 糖尿病が疑われる場合は，血糖値と同時に HbA1c を測定する．同日に血糖値と HbA1c が糖尿病型を示した場合には，初回検査だけで糖尿病と診断する．
[日本糖尿病学会糖尿病診断基準に関する調査検討委員会，糖尿病の分類と診断基準に関する委員会報告，糖尿病，55，494（2012）より一部改変]

図 3.4 成人に対する治療目標と HbA1c 目標値（妊娠例は除く）

目　標	血糖正常化を目指す際の目標	合併症予防のための目標	治療強化が困難な際の目標
HbA1c(%)コントロール目標値	6.0 未満	7.0 未満	8.0 未満
	適切な食事療法や運動療法だけで達成可能な場合，または薬物療法中でも低血糖などの副作用なく達成可能な場合の目標とする	合併症予防の観点からHbA1cの目標値を7%未満とする．対応する血糖値としては，空腹時血糖値 130 mg/dL 未満，食後 2 時間血糖値 180 mg/dL 未満をおおよその目安とする	低血糖などの副作用，その他の理由で治療の強化が難しい場合の目標とする

図 3.4　成人に対する治療目標と HbA1c 目標値（妊娠例は除く）
治療目標は年齢，罹病期間，臓器障害，低血糖の危険性，サポート体制などを考慮して個別に設定する．
[2018–2019 糖尿病治療ガイド（日本糖尿病学会編），p.29. 文光堂（2018）より改変]

図 3.5　インスリン作用不足を改善する食事療法

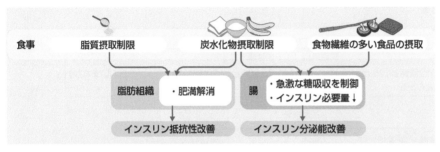

D. どんな食事か（食事療法の内容）

a. 献立・調理法の工夫

①必要なエネルギー量を，80 kcal＝1単位として，食品交換表を利用してバランスよく摂取する（表 3.4）.

②毎食，主食・主菜・副菜を揃え，多種類の食材を利用する.

③調理法を焼く，蒸すなど油の使用量を減らす調理方法が望ましい．しかし，極端な制限は避ける.

④ 間食・アルコールは控える.

⑤ 水溶性の食物繊維の多い海藻，きのこ，コンニャクは積極的に摂取する.

b. 食事・ライフスタイルの注意点

① 血糖値の日内変動が激しくならないように，1日3回規則正しく食事量は均等とし腹八分目を心がける.

② 食後約2時間後に，無理なく継続できる運動を取り入れる（図 3.6）.
　表 3.5に糖尿病のための献立例を示す.

表 3.4　食品交換表（第7版）に基づく食品分類と単位配分例

炭水化物の割合を50％にすると，タンパク質，脂質の量が増えるので，注意が必要．

［日本糖尿病学会編，糖尿病食事療法のための食品交換表　第7版，p. 28〜33，文光堂（2014）］

炭水化物60％		表1	表2	表3	表4	表5	表6	調味料
1日合計		穀物，いも，豆など	くだもの	魚介，大豆，卵，肉，チーズ	牛乳など	油脂，多脂性食品など	野菜，海藻，きのこ，こんにゃく	みそ，みりん，砂糖など
kcal	単位							
1,200	15	7	1	2.5	1.5	1	1.2	0.8
1,440	18	9	1	3.5	1.5	1	1.2	0.8
1,600	20	10	1	4.5	1.5	1	1.2	0.8
1,840	23	12	1	5	1.5	1.5	1.2	0.8

炭水化物50％		表1	表2	表3	表4	表5	表6	調味料
1日合計		穀物，いも，豆など	くだもの	魚介，大豆，卵，肉，チーズ	牛乳など	油脂，多脂性食品など	野菜，海藻，きのこ，こんにゃく	みそ，みりん，砂糖など
kcal	単位							
1,200	15	5	1	4.5	1.5	1	1.2	0.8
1,440	18	7	1	5	1.5	1.5	1.2	0.8
1,600	20	8	1	6	1.5	1.5	1.2	0.8
1,840	23	10	1	7	1.5	1.5	1.2	0.8

図 3.6　糖尿病患者に望ましい運動

運動療法の内容としては筋疲労が起こりにくく継続しやすい有酸素運動を中心に，筋力を向上させるレジスタンス運動を組み合わせて行う．

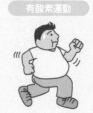

有酸素運動

散歩，ジョギング，水泳などの全身運動を全力の50%ほどの力で行う

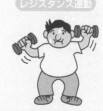

レジスタンス運動

筋肉に軽い負荷をかけて筋肉をつける運動を行う（無酸素運動）

表 3.5　糖尿病のための献立例（1,600 kcal，タンパク質70 g，脂質40 g）

		料理・食品名	可食部（g）	エネルギー（kcal）	タンパク質（g）	脂質（g）
朝食	ごはん	精白米 うるち米	140	218	2.8	0.3
	冷奴	木綿豆腐	80	58	5.4	3.6
		こいくちしょうゆ	3	2	0.2	0
		かつお 削り節	0.5	2	0.3	0
	野菜とささみの炒め物	にわとり ささみ	30	29	5.9	0.2
		和種なばな	40	14	1.4	0
		たまねぎ	20	7	0.1	0
		にんじん	10	3	0.1	0
		こいくちしょうゆ	3	2	0.2	0
		上白糖	1	4	0	0
		調合油	1	9	0	1.0
		ごま油	0.5	4	0	0.5
	みそ汁	だいこん	20	3	0.1	0
		油揚げ	2	8	0.5	0.6
		乾燥わかめ 素干し	0.3	0	0	0
		かつお・昆布だし	150	3	0.3	0
		米みそ 淡色辛みそ	9	16	1.0	0.5
	焼きのり	あまのり 焼きのり	2	6	0.6	0
	牛乳	普通牛乳	200	122	6.0	7.0

昼食	ごはん	精白米 うるち米	140	218	2.8	0.3
	さばキムチ煮	まさば	70	148	12.5	9
		はくさい キムチ	20	5	0.5	0
		水	90	0	0	0
		固形ブイヨン	0.8	2	0.1	0
		米みそ 赤色辛みそ	3	5	0.3	0.2
		上白糖	4	16	0	0
		こいくちしょうゆ	2	2	0.1	0
		コチジャン	2	5	0	0
		オクラ	10	3	0.2	0
	しらたきの炒り煮	しらたき	70	5	0.1	0
		にんじん	5	2	0	0
		調合油	1	9	0	1
		こいくちしょうゆ	2	2	0.1	0
		たまりしょうゆ	1	1	0.1	0
		上白糖	1	4	0	0
		ごま油	0.5	4	0	0.5
		グリンピース 冷凍	5	4	0.2	0
	ゆかりあえ	キャベツ	45	9	0.4	0
		きゅうり	20	3	0.1	0
		にんじん	5	2	0	0
		ふりかけ 減塩赤しそ	1	2	0.1	0
		うすくちしょうゆ	0.5	0	0	0
	果物	バナナ	50	47	0.4	0.1
夕食	ごはん	精白米 うるち米	140	218	2.8	0
	焼きカツの あんかけ	ぶた ロース 皮下脂肪なし	60	122	10.7	7.9
		薄力粉 1 等	5	17	0.4	0.1
		鶏卵	3	4	0.3	0.3
		パン粉	3	11	0.4	0.2
		調合油	2	18	0	2
		たまねぎ	30	10	0.2	0
		にんじん	5	2	0	0
		あさつき	3	1	0.1	0
		鶏卵 全卵 生	40	57	4.5	3.7
		かつお・昆布だし	50	1	0.1	0
		うすくちしょうゆ	5	3	0.2	0
		こいくちしょうゆ	1	1	0.1	0
		上白糖	3	12	0	0
		じゃがいもでん粉	2	7	0	0
	糸寒天ときのこの サラダ	りょくとうもやし	20	3	0.2	0
		ぶなしめじ	10	3	0.2	0
		きゅうり	10	1	0.1	0
		てんぐさ 角寒天	1	2	0	0
		和風ドレッシング ノンオイルタイプ	8	7	0.2	0
		こいくちしょうゆ	1	1	0.1	0
		ごま油	0.1	1	0.0	0
	えびと野菜の 炒め物	しばえび	20	16	3.1	0
		だいこん	50	8	0.2	0
		ほうれんそう	10	2	0.2	0
		にんじん	5	2	0	0
		にんにく おろし	1	2	0	0
		しょうが おろし	1	0	0	0
		調合油	2	18	0	2
		こいくちしょうゆ	2	2	0.1	0
		みりん	1	2	0	0
		顆粒中華だし	0.3	1	0	0
		じゃがいもでん粉	0.2	1	0	0
	果物	りんご	40	21	0	0
	合計			1,585	67.1	41.0

食品と薬物の相互作用

　食品は薬効を弱めたり，強めたりすることがある．代表的な例を挙げる．

納豆，青汁，クロレラ，ブロッコリー：ビタミンKが含まれ，心筋梗塞や脳梗塞などの予防・治療の抗凝固薬(ワルファリンカリウム)の効き目を弱める．

グレープフルーツ，スイーティー，文旦：フラノクマリン類が含まれ，高血圧，狭心症，不整脈などの治療のカルシウム拮抗薬の効き目を強める．

セント・ジョーンズ・ワート（西洋オトギリ草）：ハーブの一種．常習的に摂取すると，強心薬，免疫抑制薬，気管支拡張薬，抗HIV薬，抗凝固薬，コレステロール低下薬などの効き目を弱める．

牛乳，乳製品：カルシウムが多く含まれ，感染症治療のテトラサイクリン系抗生物質，ニューキノロン系抗菌薬，鉄剤などの効き目を弱める．

コーヒー，紅茶，緑茶：カフェインが含まれ，抗不安薬との相互作用で，神経過敏，いらいら，不眠などを発現する可能性がある．貧血の治療に用いられる鉄剤をお茶で飲んでも，その影響は少ない．

3.5　脂質異常症

A. どんな病気か

　脂質異常症とは，血液中の脂質（LDLコレステロール，HDLコレステロール，トリグリセリド）のうち，いずれかが異常値を示す疾患である．ほとんどの高LDLコレステロール血症や高トリグリセリド血症は，さまざまな遺伝要因に加えて食習慣の欧米化や運動不足などを原因として成人期以降に発症する．脂質異常症は自覚症状がほとんどないのが特徴であり，発見が遅れたり治療が中断されたりする場合が少なくない．脂質異常症の治療目的は，冠動脈疾患(特に心筋梗塞や狭心症)の発症や進展を抑制し，再発を防止することである．

B. どうやって評価するのか（栄養アセスメント）

①身体計測を行い，ウエスト周囲，肥満度，体脂肪を測定する．

②LDLコレステロール，HDLコレステロール，トリグリセリドから，脂質異常症の状態を評価する(表3.6)．

　空腹時血糖値より糖尿病の発症をチェックする．また血圧もチェックする．

③冠動脈疾患の家族歴，年齢，喫煙歴を把握する．

			表3.6　脂質異常症診断基準 ［日本動脈硬化学会編，動脈硬化性疾患予防ガイドライン2022年版，p.22，日本動脈硬化学会（2022）］
LDL コレステロール	140 mg/dL 以上	高 LDL コレステロール血症	
	120 ～ 139 mg/dL	境界域高 LDL コレステロール血症*2	
HDL コレステロール	40 mg/dL 未満	低 HDL コレステロール血症	
トリグリセリド（TG）	150 mg/dL 以上（空腹時採血*1） 175 mg/dL 以上（随時採血*1）	高トリグリセリド血症	
non-HDL コレステロール	170 mg/dL 以上	高 non-HDL コレステロール血症	
	150 ～ 169 mg/dL	境界域高 non-HDL コレステロール血症*2	

*1　基本的に 10 時間以上の絶食を「空腹時」とする．ただし水やお茶などエネルギーのない水分の摂取は可とする．空腹時であることが確認できない場合を「随時」とする．

*2　スクリーニングで境界域高 LDL コレステロール血症，境界域高 non-HDL コレステロール血症を示した場合は，高リスク病態がないか検討し，治療の必要性を考慮する．

・LDL コレステロールは Friedewald 式（TC － HDL コレステロール－ TG/5）で計算する（空腹時採血のみ）．または直接法で求める．

・TG が 400 mg/dL 以上や随時採血の場合は non-HDL コレステロール（= TC－HDL コレステロール）か LDL コレステロール直接法を使用する．ただしスクリーニングで non-HDL コレステロールを用いる時は，高トリグリセリド血症を伴わない場合は LDL コレステロールとの差が＋30 mg/dL より小さくなる可能性を念頭においてリスクを評価する．

・TG の基準値は空腹時採血と随時採血により異なる．

・HDL コレステロールは単独では薬物介入の対象とはならない．

④食事調査により食事摂取量と内容，食事摂取する時間などの生活行動パターンや運動習慣の有無についても確認する．

C. どれくらいの栄養量が必要か（栄養素の付加や制限）

血清脂質の是正だけでなく動脈硬化性疾患の発症・進展を予防するため適正なエネルギー量で栄養のバランスが取れた食事を基本とする．

①エネルギー：25 ～ 30 kcal/kg 標準体重（標準体重の維持に努める）

②タンパク質：エネルギー比率15 ～ 20 %（肉類より魚肉,大豆タンパクを多くする）

③炭水化物：エネルギー比率50 ～ 60 %（食物繊維の摂取を増やす）

④脂質：エネルギー比率20 ～ 25 %（飽和脂肪酸を減らし,不飽和脂肪酸を多くする）

⑤コレステロール：200 mg/日未満に抑える．

⑥食塩：高血圧症の場合は6 g/日未満を目標にする．

⑦アルコール：25 g/日以下に抑える．

D. どんな食事か（食事療法の内容）

a. 献立・調理法の工夫

①主食は,精製度の低い穀類を積極的に摂取して食物繊維を多く摂るのが望ましい．

②毎食，主食・主菜・副菜を揃え，多種類の食材を利用する．

③動物性脂肪は調理法を工夫して減らし，多価不飽和脂肪酸を摂取する．

④魚には，動脈硬化予防に効果があるイコサペンタエン酸（IPA）やドコサヘキサエン酸（DHA）が含まれるので積極的に摂取する．

⑤高トリグリセリド血症の場合，アルコールや糖質（果物・菓子類）の過剰摂取は控える．

b. 食事・ライフスタイルの注意点

①規則正しい生活習慣とし，活動量を増やし肥満を是正する．
②よく噛んでゆっくりと食べる．

3.6 痛風，高尿酸血症

A. どんな病気か

　体内で不要になった**プリン体**は肝臓で代謝されて**尿酸**となり尿とともに排泄されるが，何らかの原因によってこの尿酸が過剰となり，血液中に尿酸が増えすぎた状態（7 mg/dL以上）を**高尿酸血症**という（図3.7）．**痛風**は，高尿酸血症が長時間持続することにより尿酸が結晶を形成し，この尿酸結晶が急性の関節炎（足の親指，ひじ，ひざ，かかと）を呈する症候群である（図3.8）．

B. どうやって評価するのか（栄養アセスメント）

①身体計測を行い，体重，ウエスト周囲，肥満度，体脂肪を測定する．
②血清尿酸値を評価する．7 mg/dL以上で異常値，8 mg/dL以上で薬物療法対象となる．10 mg/dL以上を越えるといつ痛風になってもおかしくない．LDLコレステロール，HDLコレステロール，トリグリセリド，空腹時血糖など生活習慣病もチェックする．

図3.7　プリン体を多く含む食品と尿酸の増加に伴う体内の作用

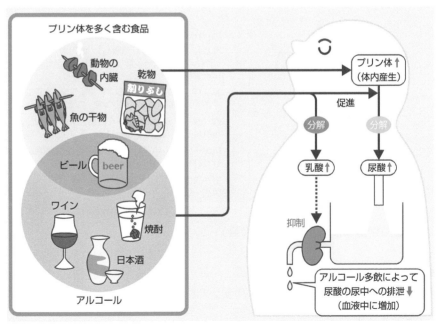

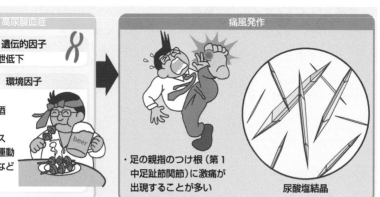

図 3.8　痛風発作の発症

③食事調査により食事摂取量と内容，食事摂取する時間などの生活行動パターンや運動習慣の有無についても確認する．

C. どれくらいの栄養量が必要か（栄養素の付加や制限）

①エネルギー：25 ～ 30 kcal/kg 標準体重（肥満および過体重を是正する）

②タンパク質：1.0 g / kg 標準体重（プリン体の前駆体であるアミノ酸の過剰摂取に注意する）

③炭水化物：エネルギー比率50 ～ 60 ％

④脂質：エネルギー比率20 ～ 25 ％（脂質は，尿酸排泄を阻害するので控える）

⑤プリン体：400 mg/ 日以下を目安に，多く含む食品を控える（表3.7）．

⑥水分：十分な水分は血中尿酸濃度を低下させる．1 日に 2 L 以上を目標にする．

	含有量（mg）	おもな食品
極めて多い	300 ～	鶏レバー，干物（マイワシ），白子（イサキ，ふぐ，たら），あんこう（肝酒蒸し），太刀魚，健康食品（DNA/RNA，ビール酵母，クロレラ，スピルリナ，ローヤルゼリー）など
多い	200 ～ 300	豚レバー，牛レバー，カツオ，マイワシ，大正エビ，オキアミ干物（マアジ，サンマ）など
中程度	100 ～ 200	肉（豚・牛・鶏）類の多くの部位や魚類など，ほうれんそう（芽），ブロッコリースプラウト
少ない	50 ～ 100	肉の一部（豚・牛・羊），魚類の一部，加工肉類など，ほうれんそう（葉）カリフラワー
極めて少ない	～ 50	野菜類全般，米などの穀類，卵（鶏・うずら），乳製品，豆類，きのこ類，豆腐，加工食品など

表 3.7　食品中のプリン体含有量（100g あたり）
［日本痛風・核酸代謝学会ガイドライン改訂委員会編，高尿酸血症・痛風の治療ガイドライン（第 3 版），p.142，診断と治療社（2018）］

D. どんな食事か（食事療法の内容）

a. 献立・調理法の工夫

①毎食，主食・主菜・副菜を揃え，バランスに注意する．特に主菜が多くならないようにする．

②主菜は揚げ物，炒め物などの料理は控え，過剰なエネルギー摂取を控える．

③野菜，海藻などの食材は積極的に摂取する．

④アルコールは，尿酸の合成を促進し尿からの排泄を抑制するので25 g/日以下とする．できれば禁酒が望ましい．

b. 食事・ライフスタイルの注意点

①肉類や骨付き魚のスープは，プリン体が溶け出ているので控える．厳しく制限する場合は，魚からのだし汁を控え，昆布だしの料理にする．

②肥満および過体重者は体重を是正する．

③激しい運動は脱水を誘発し，痛風発作を起こしやすいので十分な水分摂取に注意する．

表3.8に高尿酸血症のための献立例を示す．

表 3.8 高尿酸血症のための献立例（1,800 kcal，タンパク質 70 g，脂質 50 g）

	料理・食品名		可食部（g）	エネルギー（kcal）	タンパク質（g）	脂質（g）
朝食	ごはん	精白米 うるち米	170	265	3.4	0.3
	あじの塩焼き	まあじ	40	45	6.7	1.4
		食塩	0.4	0	0.0	0.0
		清酒 普通酒	1	1	0.0	0.0
	しその実あえ	はくさい	45	6	0.3	Tr
		きゅうり	20	3	0.1	Tr
		にんじん	5	2	0.0	0.0
		しそ 実	10	3	0.3	0.0
		しろしょうゆ	2	2	0.0	0.0
	赤みそ汁	米みそ 赤色辛みそ	9	16	1.0	0.5
		油揚げ	2	8	0.5	0.6
		たまねぎ	15	5	0.1	Tr
		乾燥わかめ 素干し	0.3	0	0.0	0.0
	ふりかけ	ふりかけ 減塩のり たまご	2.6	11	0.5	0.4
	牛乳	普通牛乳	200	122	6.0	7.0
昼食	ごはん	精白米 うるち米	170	265	3.4	0.3
	鶏肉の磯部揚げ	にわとり もも 皮なし	50	57	8.2	2.2
		食塩	0.7	0	0.0	0.0
		清酒 普通酒	4	4	0.0	Tr
		こいくちしょうゆ	1	1	0.1	0.0
		しょうが おろし	0.5	0	0.0	0.0
		あおのり 素干し	1	2	0.2	0.0
		薄力粉 1 等	5	17	0.4	0.1
		じゃがいもでん粉	5	17	0.0	0.0
		鶏卵	5	7	0.6	0.5
		調合油	8	71	0.0	7.8
	コンソメ味ゆで野菜（添え物）	りょくとうもやし	40	6	0.5	0.0
		赤ピーマン	5	1	0.0	0.0
		アスパラガス	5	1	0.1	0.0
		固形ブイヨン	1	2	0.1	0.0
	なすとツナの炒め煮	まぐろ 缶詰 油漬 フレーク ホワイト	10	28	1.5	2.2
		なす	55	10	0.4	Tr
		にんじん	8	2	0.0	0.0
		こいくちしょうゆ	3	2	0.2	0.0
		上白糖	1	4	0.0	0.0
		ごま油	2	18	0.0	2.0
		グリンピース	3	2	0.2	0.0
	コールスロー	キャベツ	30	6	0.3	0.0
		きゅうり	10	1	0.1	Tr
		にんじん 皮なし	8	2	0.0	0.0
		フレンチドレッシング	15	56	0.0	5.7
	果物	バレンシアオレンジ	50	21	0.4	0.1

（つづく）

夕食	枝豆ごはん	精白米 うるち米	170	265	3.4	0.3
		食塩	0.7	0	0.0	0.0
		みりん	0.5	1	0.0	Tr
		えだまめ	5	6	0.5	0.3
	出し巻き卵	鶏卵	75	107	8.5	7.0
		上白糖	4	16	0.0	0.0
		うすくちしょうゆ	3	2	0.1	0.0
		にんじん	8	2	0.0	0.0
		あさつき	8	3	0.2	0.0
		調合油	2	18	0.0	1.9
	しめじの七味 炒め（添え物）	ぶなしめじ	10	3	0.2	0.0
		青ピーマン	5	1	0.0	0.0
		たまねぎ	15	5	0.1	Tr
		にんじん	5	2	0.0	0.0
		調合油	1	9	0.0	1.0
		にんにく おろし	0.5	1	0.0	0.0
		食塩	0.2	0	0.0	0.0
		とうがらし 粉	0.01	0	0.0	0.0
	がんもの炊き 合わせ	がんもどき	17	38	2.6	2.9
		上白糖	1	4	0.0	0.0
		こいくちしょうゆ	2	2	0.1	0.0
		西洋かぼちゃ	60	47	0.7	0.1
		いんげんまめ ゆで	3	4	0.2	0.0
		かつお・昆布だし	30	1	0.1	Tr
	深山あえ	だいこん	55	8	0.2	Tr
		にわとり ささみ	20	20	3.9	0.1
		生しいたけ	5	2	0.1	0.0
		かいわれだいこん	2	0	0.0	0.0
		穀物酢	5	1	0.0	0.0
		うすくちしょうゆ	2	1	0.1	0.0
		上白糖	1	4	0.0	0.0
	清汁	焼きふ 釜焼きふ	2	7	0.5	0.0
		和種なばな	10	3	0.4	0.0
		削り昆布	0.3	1	0.0	0.0
		食塩	0.8	0	0.0	0.0
		うすくちしょうゆ	2	1	0.1	0.0
		かつお・昆布だし	150	3	0.3	Tr
	合計			1,680	57.9	44.7

3.7 甲状腺機能亢進症

A. どんな病気か

甲状腺機能亢進症とは，甲状腺ホルモンの合成や分泌が増加したことにより甲状腺ホルモンが過剰となる疾患である．代表的な疾患として**バセドウ病**（グレーブス病ともいわれる）があり，動悸・甲状腺の腫れ，眼球突出の3大特徴があり，糖尿病との合併が多くみられる．薬物療法，外科的療法，放射線ヨウ素（ヨード）治療により甲状腺ホルモンの産生・分泌を適正に保つ治療が行われる疾患である（表3.9）．

B. どうやって評価するのか（栄養アセスメント）

①体重減少がないかチェックする．

症状		甲状腺機能亢進症	甲状腺機能低下症
全身	エネルギー消費	亢進	低下
	体重	減少	増加
	体温・発汗，皮膚	発熱（暑がり，熱感），多汗，皮膚湿潤，色素沈着	低体温（寒がり，冷え症），発汗低下，皮膚乾燥，蒼白
	食欲	亢進	低下
	行動・精神活動	多動，多弁，不眠，易疲労感 精神的高揚，いらいら，せん妄	発語低下，身体活動遅延，全身倦怠感 思考力低下
	糖・脂質代謝	食後高血糖 低コレステロール血症	低血糖 高コレステロール血症
消化器系	腸ぜん動運動	亢進（軟便，下痢）	低下（便秘）
循環器系	血圧	上昇	低下 （収縮期低下，拡張期増加）
	脈拍，心拍出	頻脈，心房細動	徐脈，心拍出量低下，心拡大
筋・神経系	筋力・腱反射	近位筋の筋力低下，腱反射亢進	（筋痙攣），腱反射遅延
	神経症状	手指振戦，四肢麻痺	
その他	月経	異常（過少月経，無月経）	過多月経
	浮腫		粘液水腫，眼瞼浮腫，舌・口唇浮腫
	その他	眼球突出（バセドウ病）	脱毛，巨舌，嗄声，貧血
代表的な疾患		バセドウ病 プランマー病（甲状腺ホルモン産生結節性腫瘍）	橋本病（慢性甲状腺炎） クレチン症（先天性甲状腺機能低下症） 甲状腺全摘，放射線治療
治療		抗甲状腺薬（甲状腺ホルモン合成阻害剤）	甲状腺ホルモン（T_4）投与

表 3.9 甲状腺機能亢進症と低下症
[西田由香，新・臨床栄養学（竹谷豊ほか編），p.123，講談社（2015）]

②生化学検査値から甲状腺機能亢進症の状態を評価する．

血清総タンパク質（TP），血清アルブミン（Alb）は低下する可能性があり，総コレステロール（TC）やトリグリセリド（TG）は低値になる．甲状腺ホルモンの値で甲状腺機能を評価する．

③間接カロリーメーターによる代謝量（エネルギー消費量）が測定できると，エネルギー必要量の設定が容易になる．

C. どれくらいの栄養量が必要か（栄養素の付加や制限）

基礎代謝量が亢進するため，十分な栄養補給が必要である．高エネルギー，高タンパク質，高ビタミン，高ミネラルの食事を基本とする．

①エネルギー：35 ～ 40 kcal/kg標準体重（基礎代謝が亢進しているのでエネルギー量は多めとする）

②タンパク質：1.2 ～ 1.5 g / kg標準体重（良質のタンパク質を多めとする）

③脂質：エネルギー比率20 ～ 25 ％

④炭水化物：エネルギー比率50 ～ 60 ％

⑤ビタミン・ミネラル：十分に補給する

⑥ヨウ素制限：放射性ヨウ素を用いた治療ではヨウ素制限食とする.

D. どんな食事か（食事療法の内容）

a. 献立・調理法の工夫

①主食は，エネルギー量確保のため十分に摂取する.

②毎食，主食・主菜・副菜を揃え，多種類の食材を利用して十分なビタミン，ミネラルを確保する.

③発汗多量となるので，十分な水分を補給して脱水を予防する.

④牛乳や乳製品などのカルシウムの豊富な食品をとる.

⑤アルコールは控える.

b. 食事・ライフスタイルの注意点

①ヨウ素制限がある場合は，ヨウ素を含む昆布，昆布エキスを含むだし，海藻加工品，海藻エキスを含む調味料は控える.

3.8　甲状腺機能低下症

A. どんな病気か

　甲状腺機能低下症は甲状腺ホルモンの合成や分泌が低下することにより甲状腺ホルモンが低下する疾患である. 代表的な疾患として**慢性甲状腺炎**（橋本病）があり甲状腺が腫れる. また，新生児に起こる**クレチン病**（先天性甲状腺機能低下症）がある.

　全身の代謝が低下することにより，全身倦怠感，脱力感，食欲不振，脱毛，皮膚乾燥などの症状が挙げられる. 甲状腺ホルモンを補充する薬物療法などで治療を行う（表3.9）.

B. どうやって評価するのか（栄養アセスメント）

①身体計測を行い，体重，肥満度，体脂肪を測定する.

②甲状腺機能低下により，総コレステロール，トリグリセリドが高値を示す. 甲状腺ホルモンの値で甲状腺機能を評価する.

③食事調査により食事摂取量を調査・問診する.

C. どれくらいの栄養量が必要か（栄養素の付加や制限）

　代謝の低下に伴い，体重増加や脂質異常症を招きやすいので予防や改善する食

事を基本とする.

①エネルギー：25 〜 30 kcal/kg 標準体重（標準体重維持を目標に増減）

②タンパク質：1.0 〜 1.2 g / kg 標準体重（良質のタンパク質を十分摂取する）

③脂質：エネルギー比率20 ％ 〜 25 ％

④炭水化物：エネルギー比率50 〜 60 ％

⑤食物繊維：1日20 g 以上とする.

D. どんな食事か（食事療法の内容）

a. 献立・調理法の工夫

①主食は，食物繊維の多いものを利用し適正量を守る.

②菓子類，果物を摂りすぎない.

③アルコールや炭酸飲料は控える.

④血清コレステロールが高い場合は，コレステロールの多い食品や動物性脂肪を控える.

演習3-1　「リフィーディング症候群」とは何か.

演習3-2　肥満の食事療法の基本について説明せよ.

演習3-3　糖尿病の診断のフローチャートを書け.

演習3-4　脂質異常症の食事療法において，献立作成上，どのような工夫が必要か.

演習3-5　痛風時の食事，ライフスタイルにおける注意点を書け.

演習3-6　甲状腺機能亢進症と低下症の違いを表にまとめよ.

4. 消化器系疾患

4.1　消化器系疾患の成因と症状

A. 消化器系疾患の栄養管理

　消化管は摂取した食物から栄養素を体内へとりこむ器官（口腔，食道，胃，小腸，大腸）であり，消化器系といえば消化管内に消化酵素を分泌する臓器（膵臓，胆嚢）と肝臓を含めたものをいう．消化器系疾患の患者は，咀嚼・嚥下・消化・吸収・排泄の一連の流れのうちのどこかが正常でない．たとえば，消化管の粘膜が炎症を起こせば消化吸収能力は低下し，消化酵素を分泌する臓器が炎症を起こせば消化能力は低下する．つまり，十分な栄養素を体内に取り込めない傷病者に対して，何らかの処置（栄養療法）を施行しなければ栄養不良になる．さらに，疾患による消化管の痛みは食欲を減退させ，食事摂取量を著しく低下させる．特に慢性疾患のような長期間にわたって痛みを伴う場合は，摂取量の不足により栄養欠乏症になる可能性が高い．

　このように，消化器系疾患の栄養管理の原則は，十分でない臓器の機能を補って低栄養を回避することである．したがって，これらの栄養管理を考える場合は消化器の機能を中心に食物の消化と吸収について十分に理解することが必要である．

B. 消化管と栄養素の消化・吸収

　消化器系の臓器は，それぞれの消化液（外分泌）によって食物を消化し，栄養素として吸収できる物質まで分解することがおもな役割である（図4.1，図4.2）．膵臓や胆嚢は消化に必要な消化液を分泌し，肝臓は小腸から門脈経由（図4.6参照）で吸収された栄養素を必要な形に変えて，貯蔵あるいは血中へ送り出す．

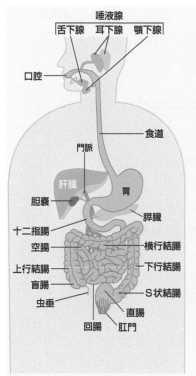

消化管	長さ	通過時間	外分泌	消化酵素
口腔			唾液	アミラーゼ（糖分解酵素）
食道	約0.5m	約30秒		
胃		約4時間	（酸性）胃液	ペプシン（タンパク質分解酵素）
小腸	約7m	約9時間	（アルカリ性）胆汁 膵液 腸液	アミラーゼ（糖分解酵素） マルターゼ（麦芽糖類分解酵素） スクラーゼ（ショ糖類分解酵素） ラクターゼ（乳糖類分解酵素） トリプシン（タンパク質分解酵素）
十二指腸 空腸 回腸				
大腸	約1.5m	約12時間〜		キモトリプシン（タンパク質分解酵素） エラスターゼ（タンパク質分解酵素） ペプチダーゼ（タンパク質分解酵素） リパーゼ（脂質分解酵素） コレステロールエステラーゼ （脂質分解酵素）
結腸 S状結腸 直腸				

図4.1　消化管と分泌される消化酵素

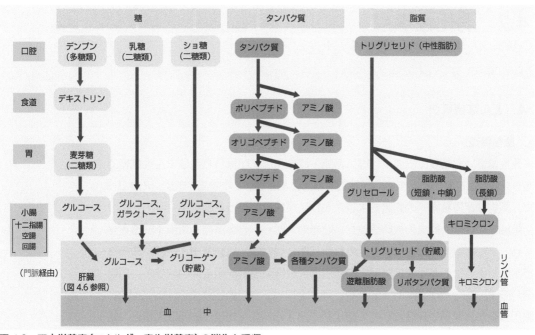

図4.2　三大栄養素（エネルギー産生栄養素）の消化と吸収

表 4.1　おもな消化管ホルモン

分泌部位	ホルモン名	働き
胃幽門部と小腸上部の G 細胞	ガストリン	胃酸とペプシンの分泌促進⬆ 下部食道括約筋の収縮
十二指腸の I 細胞	コレシストキニン - パンクレオザイミン	胆嚢の収縮 膵消化酵素の分泌⬆ 胃液の分泌促進⬆
十二指腸の S 細胞	セクレチン	胃液の分泌抑制⬇（ガストリンの作用を抑制） 膵液の分泌促進⬆ 胆汁の産生促進 胃幽門部括約筋の収縮
十二指腸の K 細胞	GIP	胃酸とペプシンの分泌抑制⬇ 胃の運動抑制⬇ 腸液の分泌抑制⬇

　また，消化管の機能は消化管粘膜に存在する細胞より分泌された**消化管ホルモン**（内分泌）（表4.1）によって調節される．食物（消化物）が送られてくると，その部位の細胞から消化管ホルモンが分泌され，その臓器の機能を促進させ，前段階の臓器の機能を抑制する．さらに，自律神経によっても消化管運動は調節されており，食物は絶妙な連携プレーで順に消化されて吸収される．

　しかし，消化器系のある部位が切除されたり，高度な炎症を起こしている場合は，これらの消化機能，代謝機能，消化管自体の調節作用はなく，十分な消化吸収ができない．そのために栄養欠乏症や代謝異常症などを発症する．消化器系疾患の食事療法を考える場合は，このことを考慮しなければならない．

4.2　消化性疾患

A. どんな病気か

a. 急性胃炎

　急性胃炎は胃粘膜に出血，浮腫，壊死，びらんなどが見られる**びまん性病変**であり，粘膜固有層にとどまるのが特徴である．暴飲暴食，食中毒，感染，アルコール，薬物など胃粘膜への刺激およびストレスが原因となって起こる．

　単純性胃炎は，飲食の数時間後から吐き気，悪心，心窩部痛，胃部不快感を呈する．また自律神経反射により，全身倦怠感，脱力感，顔面蒼白，冷汗，頭痛などを生じることもある．また薬物の服用により胃炎の副作用を伴いやすく，解熱剤（アスピリン），強心剤（ジギタリス），非ステロイド性抗炎症薬（NASIDs）などは，服用直後から胃痛や胸焼けなどの症状が出現する．症状がひどい間は絶食し，鎮痛，鎮痙，制吐薬などによる対症療法を行う．

b. 慢性胃炎

慢性胃炎は，胃粘膜表層に炎症があるものを表層性胃炎，胃腺の萎縮性変化がみられる**萎縮性胃炎**，胃粘膜の肥厚がみられる肥厚性胃炎に分類される．基本的には胃粘膜における慢性炎症と固有胃腺の萎縮の所見に基づき診断される．原因は明らかでないが，これらの炎症が粘膜上皮の欠損と再生の繰り返しによって形成され，アルコール，コーヒー，タバコ，香辛料の長期連用による胃粘膜刺激，加齢が原因と考えられている．

表層性胃炎は，上腹部痛または心窩部痛，吐き気，胸焼け，萎縮性胃炎は腹部膨満感，心窩部不快感，食欲不振などの症状が見られる．一方，慢性胃炎は軽快と増悪を繰り返すのが特徴である．

表層性胃炎は，薬物療法としてH_2拮抗薬，抗コリン剤，制酸剤，粘膜保護剤などが有効である．萎縮性胃炎では，胃粘膜の腺細胞萎縮による低酸症が見られるが，多くの場合，精神的，心理的，性格的な問題を抱えていると考えられる．

c. 胃潰瘍，十二指腸潰瘍

胃や十二指腸壁に粘膜や組織の損傷を生じた病態を**消化性潰瘍**という．粘膜保護のメカニズムは，攻撃因子と防御因子が複合的にからみ合って成り立っている．このような複合性の崩壊は，攻撃側と防御側のバランスを壊し，一方的に崩れた場合に潰瘍の発生が見られる．その結果，酸やペプシンによる粘膜の自己消化により粘膜の損傷が発生する（図4.3）．

近年，胃酸と**ヘリコバクターピロリ**の関係が特に注目されている．ヘリコバクターピロリは胃潰瘍，十二指腸潰瘍，慢性胃炎の胃粘液内に存在する細菌で，胃粘膜から高頻度に検出される．胃粘膜に感染し，ウレアーゼなどを分泌する．

症状として腹痛（心窩部痛），圧痛，嘔吐，強い胸やけ，悪心，吐血，下血などがみられる．また胃潰瘍は食後の疼痛，十二指腸潰瘍は胃酸過多であることが多く，空腹時に疼痛が起こるのが特徴で，食事により軽快する．

合併症としては，①潰瘍の穿孔，腹膜炎，②大出血，③食物の通過障害があり，穿孔，狭窄は十二指腸潰瘍に多い．

薬物療法とともに，胃腸の安静，食事療法が重要である．またストレスも関係しており，精神的・肉体的疲労を避ける必要がある．これらのうち薬物療法は，H_2拮抗薬，プロトンポンプ阻害薬，ムスカリン（M_2）受容体拮抗薬で胃酸を抑え

図 4.3 胃潰瘍の発症機構

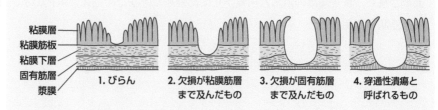

粘膜層
粘膜筋板
粘膜下層
固有筋層
漿膜

1. びらん　2. 欠損が粘膜筋層まで及んだもの　3. 欠損が固有筋層まで及んだもの　4. 穿通性潰瘍と呼ばれるもの

ることで潰瘍はほぼ治癒する．しかし，治療を中止すると再発するものが多い．

B. どうやって評価するか（栄養アセスメント）

a. 急性胃炎
①原因除去により数日で症状の回復がみられるため，これらを推測する．
②水分や食事摂取量の不足がみられる時は脱水や電解質異常を観察し，下痢，嘔吐の状況を把握し，水分摂取量と排泄量のバランスの観察をする．

b. 慢性胃炎
①栄養摂取量の低下があるか，摂取状況を把握する．
②体重減少率，血清タンパク質より栄養状態を評価する．

c. 胃潰瘍，十二指腸潰瘍
①体重減少をきたしている場合があるため，摂取量を確認する．
②出血に伴う鉄欠乏性貧血を認める場合がある．ヘマトクリット，赤血球数，鉄，便潜血検査を評価する．
③食物摂取量が持続的に低下している場合，低栄養状態（protein energy malnutrition：PEM）を伴うため，体重減少率，TSF（上腕三頭筋部皮下脂肪厚），AMC（上腕筋周囲長），血清アルブミン値などを評価する．
④ヘリコバクターピロリ菌検査を行う．

C. どれくらいの栄養量が必要か（栄養素の付加や制限）

a. 急性胃炎
①栄養基準は「日本人の食事摂取基準」に準ずる．
②エネルギー：30 ～ 35 kcal/kg 標準体重程度を目安とする．

b. 慢性胃炎
①栄養基準は「日本人の食事摂取基準」に準ずる．
②エネルギー：30 ～ 35 kcal/kg 標準体重程度を目安とする．

c. 胃潰瘍，十二指腸潰瘍
①栄養基準は「日本人の食事摂取基準」に準ずる．
②エネルギー：30~35 kcal/kg 標準体重を目安とする．
③脂質：脂質エネルギー比率：20 ～ 25％程度とする．高脂肪の食品は胃内滞留時間が長く，また潰瘍の治癒と再発防止に影響を及ぼすため控え，消化のよい乳化脂肪を利用する．

D. どんな食事か（食事療法の内容）

a. 急性胃炎

①絶食（静脈栄養法）後の食事は白湯，麦茶，経口補水液から開始し，経口摂取が可能となれば600 〜 800 kcal程度の流動食より始め，できれば1週間程度をかけて三分粥→五分粥→全粥食→常食に移行する．また消化しやすく，低脂質で，刺激の少ない食事が望ましい．胃液分泌の亢進が見られるようであれば3回食から5回食に切り替える（少量頻回食）とよい．

②脂質の制限：胃内停滞時間が長いため，消化のよい乳化された油脂（バター，マヨネーズなど）を少量使用とする．

b. 慢性胃炎

①栄養バランス：消化酵素の活性低下によりタンパク質の消化が低下しているため，消化のよい食品を選び良質のタンパク質（肉，魚，卵，大豆製品），乳製品，各種ビタミン・ミネラル（野菜，果物）などを補給し胃粘膜機能が回復するように心がける．

②胃の安静：胃粘膜が肥厚して胃酸分泌が亢進している過酸症の場合は，胃酸分泌を抑制するため香辛料，アルコール，酸味の強い食品などを避けるほうが望ましい．

c. 胃潰瘍，十二指腸潰瘍

①食事制限：現在では従来ほどの厳しい食事制限は行われていない．むしろ，十分な栄養の補給がよいとされる．急性期（下血，吐血）は絶食（静脈栄養法）し，絶食後の食事は白湯，麦茶，経口補水液から開始し，流動食→五分粥食→全粥食→常食として，分割少量摂取あるいは軽い間食の摂取がすすめられる．

②栄養バランス：粘膜の庇護修正のため炭水化物，消化のよい良質のタンパク質（肉，魚，卵，大豆製品），乳製品，各種ビタミン・ミネラル（野菜，果物）など栄養バランスのよい食事とする．

③胃の安静：胃酸分泌を促すアルコール，コーヒー，香辛料，柑橘類，炭酸飲料は避けたほうがよい．精神的ストレスや喫煙は潰瘍のリスクファクター（危険因子）であり，できるかぎり避ける．

4.3　下痢，便秘

4.3.1　下痢

A. どんな病気か

a. 急性下痢

通常の糞便に含まれる水分量は70～80％であるが，水分が多く形のない便を排出する状態をいう．便の水分量が80％を超えると軟便となり，90％近くになると水様便となる．下痢の回数は1日2～3回から，数十回に及ぶものがあり，脱水とともに体液電解質の異常，欠乏をきたしやすい．急性下痢は感染性下痢と非感染性下痢の2つに大別される（表4.2）．

表 4.2　急性下痢の分類

1. 感染性下痢	細菌性	赤痢，コレラ，病原性大腸菌（O157など）
	ウイルス性	各種エンテロウイルス
	その他	原虫性（アメーバ赤痢など），真菌性
2. 非感染性下痢	アレルギー性	食物アレルギー
	中毒性	薬物，細菌毒など
	神経性	過敏性腸症候群など
	物理的刺激	寒冷（冷たい飲料，寝冷え）

対症的薬物療法は抗生物質，腸内殺菌薬を用いることで通常2～3日で軽快する．しかし激しい下痢では水と電解質の喪失が起こり，特に小児や高齢者では症状が著明になるので補液を行う．薬剤は止痢剤を使用することが多い．

b. 慢性下痢

慢性下痢は，一般に1か月以上にわたって下痢が続く場合をさし，急性下痢のように強い腹痛や急激な体力の消耗はみられない．慢性下痢には慢性の腸疾患，多臓器疾患，心因性の下痢がある（表4.3）．

表 4.3　慢性下痢の分類

1. 胃性	低酸症（慢性萎縮性胃炎，胃がん），胃切除後
2. 小腸性	クローン病，小腸腫瘍，小腸切除後，吸収障害（原発性または続発性吸収不良）
3. 大腸性	潰瘍性大腸炎，クローン病，過敏性腸症候群，大腸憩室，悪性腫瘍，大腸ポリポーシスなど
4. 機能性	ストレス，乳糖不耐症など

B. どうやって評価するか（栄養アセスメント）

①血清クレアチニン，血中尿素窒素より，脱水の有無を確認する．さらに脱水に

よるナトリウム，カリウム，クロールなどの電解質異常も確認する．水分摂取量を評価する．

②下痢が持続する場合は水分とともに大量の電解質が失われる．重症の脱水症や経口摂取が不可能な場合は静脈栄養法により補水を行う．軽度の脱水で経口摂取が可能であれば，経口補水液（oral rehydration solution：ORS）療法を行う．

C. どれくらいの栄養量が必要か（栄養素の付加や制限）

①栄養基準は「日本人の食事摂取基準」に準ずる．食物繊維は，症状に応じて検討が必要である．

②脂質：脂質エネルギー比率は15 ～ 20%が望ましい．

D. どんな食事か（食事療法の内容）

①栄養投与量：激しい下痢がある場合は，絶食（静脈栄養法）とする．絶食後は症状の回復とともに，番茶・麦茶→野菜スープ→果汁→くず湯→重湯の少量からはじめ，次第に流動食→三分粥→五分粥→全粥→軟食へと移行する．この場合，消化器症状の確認を行いながらすすめる．

②栄養バランス：慢性下痢は長期にわたるので，特に強い下痢のある場合を除いて，刺激の少ない食事程度で常食とする．エネルギー，タンパク質，ビタミンなどの栄養価の高い食事が十分摂取できるように心がける．消化のよい食品を選び，良質のタンパク質（（肉や魚：脂肪の多いものは避ける），卵，大豆製品，乳製品），各種ビタミン・ミネラル（野菜，果物）などを補給する．牛乳，生クリームなどは下痢を起こしやすいので注意する．

③腸の安静：腸の安静を保つために，消化がよく，脂質の少ない，残渣を控えた食事にする．

④食品の制限：腸管機能亢進による下痢は，不溶性食物繊維，香辛料，炭酸飲料など腸管を刺激する食物を控える．

4.3.2　便秘

A. どんな病気か

便秘とは，本来体外に排出すべき糞便を十分量かつ快適に排出できない状態をいう．便秘は男性より女性に多く，生活習慣やストレスも原因となりうる．また腹痛，吐き気，腹部膨満感，腹部不快感，直腸残便感，下腹部痛，めまい，頭痛などがみられる．便秘には，腸管の狭窄や腸管癒着，腸管潰瘍治療後の瘢痕，腸管腫瘍（大腸がんのような場合は体重減少，便の極小化，血液の付着が認められる）による便の通過障害を起こす器質性便秘と，器質的な変化によらない機能性便秘が

原因分類		症状分類	分類・診断のための検査方法	専門的検査による病態分類	原因となる病態・疾患
器質性	狭窄性		大腸内視鏡検査，注腸X線検査など		大腸がん，クローン病，虚血性大腸炎など
	非狭窄性	排便回数減少型	腹部X線検査，注腸X線検査など		巨大結腸など
		排便困難型	排便造影検査など	器質性便排出障害	直腸瘤，直腸重積，巨大直腸，小腸瘤，S状結腸瘤など
機能性		排便回数減少型	大腸通過時間検査など	大腸通過遅延型	特発性 症候性：代謝・内分泌疾患，神経・筋疾患，膠原病，便秘型過敏性腸症候群など 薬剤性：向精神薬，抗コリン薬，オピオイド系薬など
				大腸通過正常型	経口摂取不足（食物繊維摂取不足を含む），大腸通過時間検査での偽陰性など
		排便困難型	大腸通過時間検査，排便造影検査など		硬便による排便困難・残便感（便秘型過敏性腸症候群など）
			排便造影検査など	機能性便排出障害	骨盤底筋協調運動障害，腹圧（怒責力）低下，直腸感覚低下，直腸収縮力低下など

ある（表4.4）．また下剤や浣腸の乱用は，体がそれらの刺激で排出するのが癖となり，重度の慢性便秘に陥る場合もある．

表4.4 慢性便秘（症）の分類
［日本消化器病学会関連研究会慢性便秘の診断・治療研究会編，慢性便秘症診療ガイドライン2017，p.3 南江堂（2017）］

B. どうやって評価するか（栄養アセスメント）

①弛緩性（排便回数減少型・大腸通過正常型）便秘は食事量の不足が原因であることがほとんどなので，食事の摂取量，ライフスタイル，便秘の程度・経過などを評価する．

②痙攣性（排便困難型）便秘では，体重減少や栄養状態の低下はほとんど認めず，粘液や血便は認められない．

③器質性便秘の場合は，過去の術歴などから，腸管の状態を把握する．

C. どれくらいの栄養量が必要か（栄養素の付加や制限）

①栄養基準は「日本人の食事摂取基準」に準ずる．

D. どんな食事か（食事療法の内容）

①弛緩性便秘・直腸性便秘は，便量を増加させるために十分な水分と，便のかさを増す根菜類，葉菜類，豆類などの不溶性食物繊維を多く摂取する．また，果物や海藻類などの水溶性食物繊維は，水分を保持し，便の硬さを調整するだけでなく，発酵によって生じた乳酸などの有機酸が腸管粘膜を刺激し，腸内の環境を整える作用がある．**不溶性食物繊維**と**水溶性食物繊維**の両方を積極的に摂取する．また適度な脂質を摂取する．

②痙攣性便秘は，いも類や果物，海藻類などの水溶性食物繊維を摂取するように心がけ，刺激の強い香辛料，アルコール飲料，炭酸飲料，酸味の強いもの，生もの，脂質の多いもの，極度に熱いもの・冷たいものは控える．

4.4 過敏性腸症候群

A. どんな病気か

器質的な異常は認められないが，便秘あるいは下痢などの便通異常や，腹痛，腹部膨満感などの症状がみられる疾患で，下痢型，便秘型，下痢と便秘を交互に繰り返す交代型がある．心因性ストレスや自律神経失調症などが関与し，暴飲暴食，アルコールの多飲摂取，過労，下剤などの薬物の乱用などが加わって発症する．なお，従来は大腸の機能障害によって引き起こされる病気であることから「過敏性大腸症候群」と呼ばれていたが，最近では大腸のみでなく小腸にも関与することなどから過敏性腸症候群（irritable bowel syndrome：IBS）と呼ばれる．

過敏性腸症候群の診断は，（表4.5）に示すように，器質的病変を除外したうえでRome Ⅳ基準（2016年）に準じて診断される．治療としては，ストレス除去のための心理療法，食事療法，生活指導，薬物療法を組み合わせて行う．

表4.5　過敏性腸症候群（IBS）の基準「Rome Ⅳ基準」

過去3か月間，月に4回以上腹痛が繰り返し起こり，以下の項目の2つ以上がある．
1. 排便と症状が関連する 2. 排便頻度の変化を伴う 3. 便形状の変化を伴う
IBSは6か月以上前から症状があり，最近3か月は，上記の基準を満たしていること

B. どうやって評価するか（栄養アセスメント）

①体重減少や低タンパク質血症，貧血などの症状がみられない．

C. どれくらいの栄養量が必要か（栄養素の付加や制限）

①栄養基準は「日本人の食事摂取基準」に準ずる．

D. どんな食事か（食事療法の内容）

①下痢型の場合は，脂質を通常の1/3量にする．また低残渣食が基本であるが，果物は水溶性食物繊維を多く含むのでよい．

②便秘型の場合は，脂質を通常の2/3量にする．刺激のあるもの（アルコール・炭酸飲料，香辛料，コーヒーなど）を控える．水分や牛乳，食物繊維を多く摂取し便通の改善に留意する．

4.5　炎症性腸疾患

　大腸および小腸粘膜に炎症または潰瘍を形成し，再燃・再発を繰り返し慢性に進行する原因不明の難治性疾患を総称して**炎症性腸疾患**（inflammatory bowel disease：IBD）といい，代表的なものに**クローン病**と**潰瘍性大腸炎**がある.

4.5.1 クローン病

A. どんな病気か

　クローン病は，回腸の末端部を好発部位とし，口腔から肛門までの消化管のあらゆる部位に炎症によるひきつれや狭窄が発生する. 小腸や大腸，またはその両方に病変がある場合が多く，**縦走潰瘍**や**敷石像**の病変（飛び石病変）などの特徴的な病変が認められる（図4.4）.

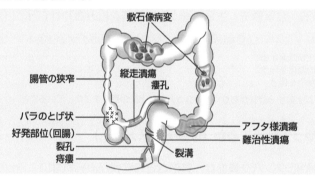

図 4.4　クローン病の特徴的所見（臨床および病理所見）

　本症は10歳代〜20歳代の若年者に好発し，発症年齢は男性で20〜24歳，女性で15〜19歳にピークがあり，男性と女性の比は約2：1と男性に多くみられる.

　下痢，腹痛，発熱，体重減少，肛門部病変などの症状がみられ，その臨床評価には**IOIBD**（index of inflammatory bowel disease）**アセスメントスコア**を用いる（表4.6）.

1. 腹痛	6. 腹部腫瘤
2. 1日6回以上の下痢または粘血便	7. 体重減少
3. 肛門部病変	8. 38℃以上の発熱
4. 瘻孔	9. 腹部圧痛
5. その他の合併症	10. 10 g/dL 以下の血色素量

1項目1点とし，「あり」の場合を1点とし合計スコアを算出する
寛解期：スコアが0または1点であり，赤沈値，CRP値が基準範囲の状態
活動期：スコアが2点以上であり，赤沈値，CRP値が異常値の状態

表 4.6　IOIBD アセスメントスコア

クローン病はいまだ原因不明のため，根本的な治療法がないのが現状であるが，活動期から寛解期へ導入させ，寛解期を維持させることに留意する．内科的治療としては栄養療法と薬物療法が主体となるが，腸の狭窄や穿孔などが生じた場合は外科的手術が行われる．

薬物療法として，5-アミノサリチル酸製剤（サラゾスルファピリジン，メサンジン），副腎皮質ステロイド，アザチオプリンなどの免疫抑制剤が用いられる．最近ではこれらの薬剤が効かない中等度から重度の活動期や瘻孔のある患者に対して，抗TNF-α抗体製剤（インフリキシマブ）が使用され，その有効性が確認されている．

B. どうやって評価するか（栄養アセスメント）

①活動期は，下痢，発熱，消化管出血，貧血，食事摂取量不足などにより栄養障害をきたしやすく，低栄養状態となる．身体計測により，体重，皮下脂肪厚，体脂肪率などを評価する．

②血清タンパク質，血清アルブミン，総コレステロール，トリグリセリド，ヘモグロビン，ヘマトクリットなどの生化学検査から，栄養状態を評価する．

③食事摂取の状況を把握し，栄養量に不足がないか確認する．

④C反応性タンパク質（CRP），腹痛，下痢などから，炎症の状態を推測する．

C. どれくらいの栄養量が必要か（栄養素の付加や制限）

消耗性疾患でもあるため，十分なエネルギーが必要である．

①エネルギー：35 〜 40 kcal/kg標準体重

食事では主食であるごはん，粥などの炭水化物は効率のよいエネルギー源であり食事による抗原反応になりにくいため，食事の60％程度を摂る．

②タンパク質：1.5 〜 1.8 g/kg理想体重

タンパク質は食事による抗原反応を起こしやすいため，食事からは0.6 〜 0.8 g/kg標準体重程度とし，経腸栄養剤（成分栄養剤）との併用とする．

③脂質：20 〜 30 g/日

脂質は摂取量が増加すると下痢や腹痛などの症状を引き起こす原因になるほか，1日の摂取量が30 gを超えると再燃率が高くなる傾向にあるため，30 g未満にとどめる．

D. どんな食事か（食事療法の内容）

①栄養投与：狭窄や瘻孔などで腸管が使用できない場合は絶食とし，静脈栄養法（高カロリー輸液）で管理を行う．炎症反応と腸管が安定したら中心静脈栄養から成分栄養剤による管理へ移行していく．寛解期は，食事と成分栄養剤を組み

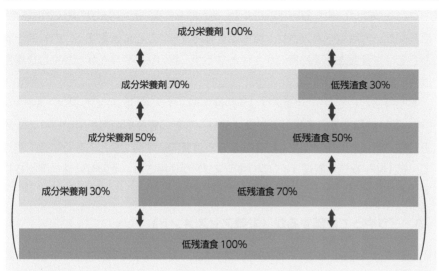

図 4.5　低残渣食のスライド方式

成分栄養剤 100%

成分栄養剤 70%　　　　　低残渣食 30%

成分栄養剤 50%　　　　　低残渣食 50%

成分栄養剤 30%　　　　　低残渣食 70%

低残渣食 100%

合わせたスライド方式による段階的食事療法を行う(図4.5).

最初は成分栄養剤のみを開始し，症状を見ながら少しずつ食事の割合を増やしていく方法で，安全性の高い食事を少量ずつ（流動食→三分粥→五分粥→七分粥→全粥食→米軟飯）摂取しながら，徐々に食品の種類を増やし，必要栄養量の50％を食事で摂ることを目標にする．食事のみで必要エネルギーを摂取すると腸管へ負担がかかり再燃率が高くなるため，成分栄養剤と組み合わせる．寛解期を維持するためにも，経腸栄養を併用し，患者のQOLに考慮し，1日に必要なエネルギー量の約半分を食事として経口摂取させ，夜間に経腸栄養を行うのが一般的である．

②腸管の安静：全身および腸管の安静を保つために，加熱などして軟らかく消化吸収しやすい食事に心がけ，低脂肪，低残渣食に努める．残渣は食物繊維などの消化されずに便中に含まれるものをいう．野菜や果物の量は少しずつ増やし，並量以上摂取することは控える．また，きのこ類，海藻類は禁止するほうが望ましい．

③脂質制限：ドレッシングなどの調味料で用いる植物油，魚や肉などに含まれている脂質も制限する．肉類からは脂質の少ないものを，魚類は，青魚にはEPA，DHAを含むn－3系の多価不飽和脂肪酸が含まれており，炎症を抑える効果があるため制限の範囲内で積極的な摂取が望ましい．

④クローン病のための献立例（食事50％，成分栄養剤50％の場合）を示す（表4.7）.

表 4.7　クローン病のための献立例（1,000 kcal，タンパク質 45 g，脂質 15 g，炭水化物 150 g，食物繊維 7 g）

	料理・食品名		可食部 (g)	エネルギー (kcal)	タンパク質 (g)	脂質 (g)	炭水化物 (g)	食物繊維 (g)
朝食	ごはん	精白米 うるち米	120	187	2.4	0.2	41.5	0.4
	かぶの煮物	かぶ	40	8	0.2	0	1.4	0.6
		うすくちしょうゆ	5	3	0.2	0	0.3	−
		かつお・昆布だし	150	3	0.3	Tr	0.6	0
		上白糖	3	12	0	0	3.0	−
		かつお節	0.5	2	0.3	0	0.1	−
	みそ汁	キャベツ	20	4	0.2	0	0.7	0.4
		こねぎ	5	1	0.1	0	0.2	0.1
		焼きふ 釜焼きふ	3	11	0.8	0.1	1.7	0.1
		米みそ 淡色辛みそ	12	22	1.3	0.7	2.2	0.6
		かつお・昆布だし	150	3	0.3	Tr	0.6	0
昼食	ごはん	精白米 うるち米	120	187	2.4	0.2	41.5	0.4
	さけの メレンゲ蒸し	しろさけ	50	62	9.5	1.9	2.0	−
		うすくちしょうゆ	3	2	0.1	0	0.2	−
		食塩	0.3	0	0	0	0.0	−
		清酒 普通酒	1	1	0	0	0.1	0
		鶏卵 卵白	20	9	1.9	0	0.3	−
		食塩	0.3	0	0	0	0.0	−
	焼きなすの お浸し	なす	60	11	0.4	Tr	1.6	1.3
		焼き竹輪	10	12	1.1	0.2	1.5	−
		かつお・昆布だし	150	3	0.3	Tr	0.6	0
		みりん	1	2	0	Tr	0.4	−
		うすくちしょうゆ	5	3	0.2	0	0.3	−
	たまねぎスープ	たまねぎ	20	7	0.1	Tr	1.4	0.3
		水	150	−	−	−	−	−
		固形ブイヨン	2	5	0.2	0.1	0.8	0
		食塩	0.2	0	0	0	0.0	−
夕食	ごはん	精白米 うるち米	120	187	2.4	0.2	41.5	0.4
	豆腐のあんかけ	絹ごし豆腐	100	56	5.3	3.2	0.9	0.3
		にんじん	15	5	0.1	0	0.9	0.4
		だいこん 根 皮なし 生 おろし	40	10	0.2	0.1	1.2	2.0
		こねぎ	5	1	0.1	0	0.2	0.1
		かつお・昆布だし	150	3	0.3	Tr	0.6	0
		みりん	1	2	0.0	Tr	0.4	−
		うすくちしょうゆ	6	4	0.3	0	0.4	−
		じゃがいもでん粉	2	7	0.0	0	1.6	−
		かつお節	1	3	0.6	0	0.1	−
	肉じゃが	じゃがいも	50	30	0.7	Tr	4.3	0.6
		にわとり ささみ	30	29	5.9	0.2	0.8	−
		たまねぎ	20	7	0.1	Tr	1.4	0.3
		にんじん	10	3	0.1	0	0.6	0.2
		えごま油	3	27	0.0	3.0	0	−
		かつお・昆布だし	150	3	0.3	Tr	0.6	0
		うすくちしょうゆ	10	6	0.5	0	0.6	−
		みりん	2	5	0.0	Tr	0.9	−
		清酒 普通酒	2	2	0.0	0	0.1	0
		上白糖	1	4	0.0	0	1.0	−
	トマト（皮むき）	赤色トマト	40	8	0.2	0	1.4	0.4
		食塩	0.1	0	0.0	0	0	−
合計				962	39.4	10.1	162.5	8.9

4.5.2　潰瘍性大腸炎

A.　どんな病気か

　潰瘍性大腸炎は，直腸，結腸を主として大腸粘膜にびらんや潰瘍を形成する疾患である．おもに下痢，粘血便，腹痛などを繰り返す．再燃と緩解を繰り返す難治性炎症性腸疾患で，初期の症状は，血液の混じった軟便や下痢を生じるが，重症化するとともに下痢の回数は増加し，粘血便，血性下痢，腹痛，発熱などの全身性症状がみられる．また局所合併症として，大出血，穿孔，中毒性巨大結腸症などを伴う場合は外科的治療の対象となる．

　病変の部位により直腸炎型，前大腸型，左側大腸型に分類される．潰瘍性大腸炎の発症原因は不明であるが，遺伝的素因，自己免疫応答の異常，細菌感染，ストレスなどが関与すると考えられている．

　本症の発症年齢は男性で20 ～ 24歳，女性では25 ～ 29歳にピークがあるが，若年者から高齢者まで発症する．また発症率に男女差はない．

　X線や内視鏡検査，注腸造影で連続的にみられる潰瘍やびらんが認められるか調べ，病理組織検査などにより診断する．

　原因不明のため根本的な治療法がないが，薬物療法を中心とした内科的療法で寛解状態を維持する．

B.　どうやって評価するか（栄養アセスメント）

①クローン病に準じて，栄養状態と炎症レベルを評価する．
②本症はストレスとの関連が示唆されており，学校や家庭，職場でのストレスはもちろん，過度な食事制限がストレスを生じることもあるので，不安を取り除くケアが必要である．

C.　どれくらいの栄養量が必要か（栄養素の付加や制限）

①エネルギー：30 ～ 35 kcal/kg標準体重
　活動期は，腸管の安静を保つため，静脈栄養法による栄養補給を行う．食事開始になれば，500 kcal程度から少しずつ様子を見ながら増やしていく．
②タンパク質：1.0 ～ 1.5 g/kg標準体重
　活動期・寛解期以降は，高タンパク質食にする．
③脂質：30 ～ 40 g/日
　低脂肪食とし，状態を観察しながら増減する．

D. どんな食事か（食事療法の内容）

①栄養投与：活動期は絶食（静脈栄養法）し，絶食後の食事は，500 kcal程度の流動食より始める．腹痛・下痢などの症状がなければ，量を段階的に増しながら，流動食→五分粥→全粥食→米飯食になるように進める．クローン病のような厳しい食事管理は不要で，寛解期は食事内容による再燃率は低い．

②栄養欠乏の予防：血便を伴う下痢が続くと貧血や脱水，低タンパク質血症などをきたすことがあるので，タンパク質，ビタミン・ミネラルは過不足のないように十分に摂取する．

4.6 肝炎，脂肪肝，肝硬変

肝臓は栄養素の代謝の中枢といわれ，消化吸収した栄養素は門脈を介して肝臓に送られ，さまざまな代謝を行って全身の栄養を調整している．そのため，肝障害でこれらの機能が働かなくなると全身にさまざまな支障が現れる（図4.6）．

図4.6 肝臓における栄養素の代謝

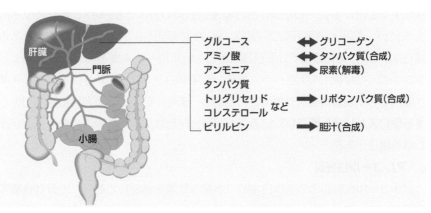

4.6.1 肝炎

A. どんな病気か

a. 急性肝炎

急性肝炎は急激な肝細胞の障害（壊死）によって，食欲不振，悪心・嘔吐，黄疸，全身倦怠感などの症状が現れる．アルコール，自己免疫，薬剤などを原因とする場合もあるが，わが国ではウイルスによるものがほとんどである．A，E型（経口感染），B，C，D型（血液・体液感染）がある（表4.8）．A型肝炎はほとんど治癒するが，

	A型肝炎ウイルス	B型肝炎ウイルス	C型肝炎ウイルス	D型肝炎ウイルス	E型肝炎ウイルス
感染経路	経口感染（魚介類,水）牡蛎などの感染が多い 流行性，季節性，地域性	血液・体液感染 性行為による感染が多い 垂直感染（母子感染）あり	血液感染（注射針，輸血，刺青）垂直感染や性行為による感染は少ない	血液・体液感染	経口感染（猪肉，鹿肉，馬肉の摂取）
慢性化	慢性化しない 肝硬変への移行はない	慢性化 キャリアの約10% 肝硬変への移行は少し	慢性化 キャリアの約70% 肝硬変への移行は多い	慢性化しやすい B型肝炎に重複感染	
治療		抗ウイルス療法（インターフェロン療法など）免疫療法 肝庇護療法	抗ウイルス療法（インターフェロン療法など）		
ワクチン	HAVワクチン	HBVワクチン	ワクチンなし	ワクチンなし	ワクチンなし

表4.8 急性肝炎ウイルスの特徴

C型肝炎は肝硬変や肝がんに移行する率が高い．A型とB型ウイルスに対するワクチンが開発されているが，C型，D型，E型にはない．

b. 慢性肝炎

慢性肝炎とは肝臓の炎症が6か月以上持続している病態をさす．著明な自覚症状を欠くことが多い．わが国における慢性肝炎のおよそ80%がC型肝炎ウイルス（HCV），15%がB型肝炎ウイルス（HBV）に起因し，アルコールが原因である場合は少ない．薬物療法では肝庇護薬とともに抗ウイルス療法（インターフェロン，ラミブジン，リバビリン）を行う．近年，治癒率のとても高い新しい抗ウイルス薬が国内でも保険適用になり期待されている．また，C型肝炎の進展に鉄を起因とする酸化ストレスが関与していることが明らかとなり，瀉血療法や鉄制限食が行われる場合がある．

c. アルコール性肝炎

アルコール性肝炎の患者は日常的に多量の飲酒を継続しており，十分な食事摂取ができず，潜在的な栄養欠乏症であることが多い（表4.9）．そのため，高栄養投与で高い治療効果が認められる．

表4.9 アルコール性肝炎患者の特徴

1. 生活（食事）リズムが乱れていることが多い
2. 主食の摂取量が少なく，エネルギー摂取量が少ない
3. 偏った食事内容よりビタミン・ミネラル不足である
4. 食事（栄養）に対する意識が低い
5. アルコール依存症患者であることが多い
6. 治療に対するアドヒアランスが低い

B. どうやって評価するか（栄養アセスメント）

①血清アスパラギン酸トランスアミナーゼ（AST），血清アラニントランスアミナーゼ（ALT），血清γグルタミルトランスフェラーゼ（γGT）：おもに肝臓の障害を示す逸脱酵素（本来は肝臓にあって，血液中にはないもの）の上昇によって，肝臓が炎症を起こしている程度を評価する．

②体重，身体計測値：低栄養状態になることはほとんどないが，インターフェロン療法を施行している時は，十分な食事が摂取できないにもかかわらず，高熱が継続するために，体重減少がみられていないか評価する必要がある．

③血清アルブミン，血清総タンパク質：タンパク質栄養状態を評価する．

④血清アンモニア：急性肝炎によって，著しく肝機能が低下した場合には，アンモニアを解毒（肝臓で尿素に変える）できなくなり，上昇してくる．高値になると振戦や昏睡など神経症状が起こる．

⑤直接型ビリルビン：肝臓内のビリルビンが肝細胞の壊死によって血中に出てくる．高ビリルビン血症によって黄疸になる．

⑥食事摂取量：インターフェロン療法を施行している時は食欲が低下する．必要栄養量を確保するためには，実際に体内に入った栄養量を把握する必要がある．またアルコール性肝炎患者では，これまでの食生活を問診して，日常の摂取栄養量から栄養不足の状態を評価する．

C. どれくらいの栄養量が必要か（栄養素の付加や制限）

①エネルギー：30〜35 kcal/kg標準体重（アルコール性肝炎の場合は35〜40 kcal/kg標準体重）
以前は高エネルギーとしていたが，今では適正エネルギーで十分とされている．生活習慣病の合併がある場合はその疾患の栄養基準に準ずる．

②タンパク質：1.0〜1.2 g/kg標準体重（高アンモニア血症のときは0.6〜0.8 g/kg標準体重に制限する）

③脂質：20〜30 g（黄疸がみられるとき）
黄疸が認められる時は，胆汁が十分に分泌されていない可能性があるために，便などを観察しながら，消化できる程度の脂質量にする．消化されない脂質が消化管内容物に混ざったまま腸管を移動するとほかの栄養素の吸収を妨げる．

④鉄：制限する場合は7 mg/日以下にする．

D. どんな食事か（食事療法の内容）

①適正量のバランス食：以前の食事療法では高エネルギー，高タンパク，高ビタミンとされ，とにかく肝炎には高栄養という考え方が一般的であったが，現

在では"適正エネルギー・適正タンパク質"とされている．肝炎発症時に生活習慣病などの過栄養の状態にある場合は減量をめざす．つまり，肝炎のために特別な栄養素を付加する食事療法は存在しない．しかし，アルコール性肝障害の患者は適当な食事をしていないことから潜在的な栄養欠乏がみられるケースが多く，この場合は高栄養の食事が有効である．

②鉄制限（7 mg/日以下）：肝炎の進展を抑えるために鉄を多く含む食品（鶏肉以外の肉類，レバー，血合い部分の多い魚類，貝類，大豆製品，ほうれんそう，小松菜，海藻類など）の使用を避け，目標量以下になるようにする．

③インターフェロン療法施行時：インターフェロンを投与すると高熱になり，熱が下がった頃に再びインターフェロンを投与しなければならない．このような状況から食欲は低下するので，エネルギー消費に見合った量を摂取できない．食欲不振食のように，患者の嗜好を十分に考慮し，少しでも多くの栄養素が摂取できるようにする．

4.6.2　脂肪肝

A．どんな病気か

脂肪肝は肝細胞内に脂肪が過剰に沈着して脂肪滴が認められる状態をいう．自覚症状はあまりなく，全身倦怠感を訴える程度である．過食や飲酒習慣と運動不足による生活習慣病の一つとされ，肥満や糖尿病などを合併していることが多い．重症化することは少ないが，中には肝硬変や肝がんにまで進展するケースもある（図4.7）．中でも飲酒習慣がないにもかかわらず，アルコール性肝障害に似た状態になる非アルコール性脂肪性肝疾患（NAFLD）が注目されている．このNAFLDには比較的予後が良い単純性脂肪肝（NAFL）と急激に肝硬変や肝がんに進展する非アルコール性脂肪性肝炎（NASH）がある．NASHは肥満，2型糖尿病，脂質異常症などを伴うことが多い．治療は食事療法と運動療法による生活習慣の改善が中心であり，NASHに対する治療法は確立されていない．

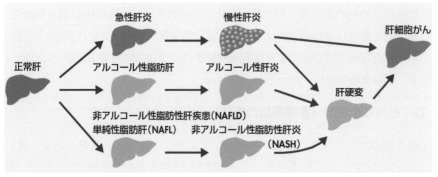

図 4.7　肝疾患の進展
治癒しないと最終的に肝硬変や肝がんへ移行する．

B. どうやって評価するか（栄養アセスメント）

①体重，腹囲：過栄養と運動不足による生活習慣病なので，肥満である場合が多く，その評価が必要である．

②食生活：食事摂取量が多く，特に糖質過剰摂取やアルコール多飲者が多い．食生活の改善を指導するために，脂肪肝の原因を推測する．

③血清アスパラギン酸トランスアミナーゼ（AST），血清アラニントランスアミナーゼ（ALT），血清 γ グルタミルトランスフェラーゼ（γ GT）：肝臓の障害を評価する．ウイルス性肝炎に比べると炎症は穏やかなので，正常値を少し超えた程度であるのが特徴である．

④血中脂質：生活習慣病なので脂質異常症である場合が多い．そのためにLDLコレステロールやHDLコレステロール，トリグリセリドを評価する．特にトリグリセリドが高値である場合が多い．

⑤コリンエステラーゼ：肝臓で作られる酵素（タンパク質）として，アルブミンと同じような意味合いで栄養状態の評価として利用される．肝機能の低下によってタンパク質合成能が低下するので，肝臓に炎症がある場合に低下するが，脂肪肝の場合のみ上昇する．

C. どれくらいの栄養量が必要か（栄養素の付加や制限）

①エネルギー：25 〜 30 kcal/kg 標準体重
標準体重に近づけることを目標にしてエネルギー必要量を設定する．高度肥満症を合併しているときは20 〜 25 kcal/kg 標準体重とする．糖質摂取量の割合が多くならないように注意する．

②タンパク質：1.0 〜 1.2 g/kg 標準体重

③脂質：エネルギー比率が20 ％以下になるように制限する．
厳しい制限ではなく，たとえば，1,600 kcalの場合に脂質は35 g以下ということになる．

D. どんな食事か（食事療法の内容）

①適正量のバランス食：食生活習慣の改善を目指した，栄養バランスの良い適量の食事である．これまでの食生活で過食であれば量を制限することになる．医師より脂肪肝と告げられると，極端に脂肪だけ制限する患者が多いので，脂肪摂取過多が原因ではなく，むしろ糖質であることを栄養食事指導する．

②糖質摂取量に注意する：タンパク質を多く含む魚介類や肉類，野菜のおかずが少なくて主食が多い食事や，麺類の大盛り，間食（せんべい，スナック，甘い物，ジュースなど）の量が多いなどの，糖質の過剰摂取は脂肪肝の原因になる．これ

らの食生活を改善し，糖質はエネルギー比が50～60%になるようにバランスよく摂取する．つまり，習慣的な間食は控える．

③アルコールの制限：適量を超えた量の習慣的な飲酒（晩酌など）は脂肪肝の原因になる．禁酒が望ましいが，不可能な場合は節酒に心がける．日本酒なら1合，ビールなら1缶(350 mL)，ワインならグラス1杯程度に制限する．

4.6.3 | 肝硬変

A. どんな病気か

肝硬変は進行性の肝疾患の終末像であり（図4.7），肝臓は線維化が進み偽小葉結節がみられ，肝機能不全に至る．肝機能は徐々に低下しながらも，まだ症状が現れてこない段階を代償性肝硬変，さまざまな症状が現れてくると非代償性肝硬変という．非代償期には，全身倦怠感，腹部膨満感，腹水，脾腫，食道静脈瘤，浮腫，黄疸，羽ばたき振戦，肝性脳症，手掌紅斑，くも状血管腫，女性化乳房，出血傾向など，さまざまな症状が現れるが，栄養療法の内容に直接的に関係のある症状を表4.10に示す．これらの合併症に対する治療は，腹水には利尿剤投与，浮腫にはアルブミン製剤と利尿剤の投与，肝性脳症には分枝アミノ酸(BCAA)の投与と予防のためにラクツロース投与（排便の促進），食道静脈瘤には内視鏡的硬化療法を行う．

表 4.10　栄養療法に関係のある肝硬変の症状

代償期	あまり症状は現れない	
非代償期	腹水	門脈圧亢進による
	浮腫	低アルブミン血症による
	黄疸	高ビリルビン血症による
	肝性脳症	高アンモニア血症による
	食道静脈瘤	門脈圧亢進による

B. どうやって評価するか（栄養アセスメント）

①肝硬変の病態レベル：肝硬変の病態を表す指標として，Child-Pughによる重症度分類（表4.11）が利用される．項目ごとに1～3点の点数をつけ，その合計によってA～Cの3段階に分類する．

②体重，身体計測値：低栄養状態であるので，この評価は必要であるが，浮腫や腹水によって体重は数kg増加し，身体計測値は不正確になることを理解しておかなければならない．

③血清アルブミン，血清総タンパク質：タンパク質栄養状態を評価する．浮腫の治療のためにアルブミン投与されている場合があることを理解しておかなければならない．

表 4.11　Child-Pugh
による肝硬変の重症度
分類

症状	点数		
	1	2	3
肝性脳症	（—）	Ⅰ，Ⅱ度	Ⅲ，Ⅳ度
腹水	（—）	薬剤によるコントロール可	薬剤によるコントロール不可
血清アルブミン値（g/dL）	>3.5	3.0~3.5	<3.0
血清ビリルビン値（mg/dL）	<2.0	2.0~3.0	>3.0
プロトロンビン時間	<4 秒延長	4.1~6.0 秒延長	>6.1 秒延長
	>80%	50~80%	<50%
A：合計 5~6 点，B：合計 7~9 点，C：合計 10~15 点			

④血清アンモニア：アンモニアを解毒（肝臓で尿素に変える）できなくなり，上昇してくる．高値になると振戦や昏睡など神経症状が起こる．肝性脳症の予防が治療の中心になるので，この値は常に把握しておかなければならない．

⑤血清ビリルビン：肝臓内のビリルビンが肝細胞の壊死によって血中に出てくるので直接型ビリルビンが上昇し，また肝血流量の低下によって間接型ビリルビンも上昇する．高値になると黄疸になる．

⑥血清アスパラギン酸トランスアミナーゼ（AST），血清アラニントランスアミナーゼ（ALT），血清γグルタミルトランスフェラーゼ（γGT）：非代償性肝硬変まで病態が進展すると，肝細胞壊死が進むために，肝臓内の逸脱酵素そのものが少なくなり，血中濃度も少なくなる．つまり，病態がすすむにつれて，逆に数値は減少する．

⑦プロトロンビン時間，ヘモグロビン，ヘマトクリット値，赤血球：肝臓で血液凝固にかかわるタンパク質の合成ができないため，出血傾向になる．その血液凝固能を把握し，出血に伴う貧血の状態を把握する．

⑧血糖：症候性の糖尿病を合併する場合が多い．非代償期になれば常に血糖値を評価する必要がある．

⑨食事摂取量：食欲不振と腹部膨満感より食事摂取量は少なくなる．必要な栄養量が摂取できているか評価する．

⑩呼吸商（RQ）：間接カロリーメーターによるエネルギー代謝測定ができれば，その時のRQによる栄養評価ができる．すなわち，肝硬変患者の早朝空腹時には，肝内グリコーゲンが枯渇し，エネルギー基質として糖質を利用できなくなり，代わりに脂質が利用されるために，RQは低下して0.7付近になる．

C. どれくらいの栄養量が必要か（栄養素の付加や制限）

①エネルギー：30 ~ 35 kcal/kg標準体重（耐糖能異常の場合は25 ~ 30 kcal/kg標準体重）

②タンパク質：1.0 ~ 1.2 g/kg標準体重（高アンモニア血症のときは0.6 ~ 0.8 g/kg標準体重に制限するが，肝不全用経腸栄養剤を用いる場合は1.0 ~ 1.5 g/kg標準

体重にする）

③脂質：20 ～ 30 g（黄疸がみられるとき）

　黄疸が認められる時は，胆汁が十分に作られていない可能性があるために，便などを観察しながら，消化できる程度の脂質量にする．消化されない脂質が内容物に混ざったまま腸管を移動するとほかの栄養素の吸収を妨げる．

④食塩：腹水や浮腫の場合は6 g/日未満にする．

⑤食物繊維：腸内細菌が産生するアンモニアによって血中濃度が上昇するために，便秘を予防する必要がある．そのため25 g/日をめざしできるだけ増やす．

D. どんな食事か（食事療法の内容）

①適正量のバランス食：代償性肝硬変の場合は"適正エネルギー・適正タンパク質"である．非代償性肝硬変になると，これにそれぞれの症状に対応した食事制限などをプラスしていく．

②肝不全用経腸栄養剤：肝性脳症の発症を予防するために血中のフィッシャー比を高く維持する必要がある．そのため，タンパク質（アミノ酸）源としてBCAAを多く含む経腸栄養剤を利用する．フィッシャー比はBCAA（バリン，ロイシン，イソロイシン）／芳香族アミノ酸（AAA）（チロシン，フェニルアラニン）より算出する．食事と経腸栄養剤の両方で指示栄養量を満たすように調整する．

③特軟菜：未治療（治療前）の食道静脈瘤は，門脈圧亢進が原因で発症しているのでその部分に高い圧がかかっており，血液凝固能も低下していることから，出血すると致死量にいたる危険性がある．その場合は，破裂しないように，特に軟らかい献立にする．硬い野菜や魚の骨などは特に注意する．

④LES療法：早朝時の肝内グリコーゲンの枯渇を防ぐために，就寝前に糖質を中心に200 ～ 300 kcal摂取するlate evening snack（LES）療法を行う．ただし，夕食の数時間後に再び食事することは困難な場合が多く，肝不全用経腸栄養剤1包（210 kcal）を就寝前に飲むように指導する場合がある．

4.7　胆石症，胆嚢炎

A. どんな病気か

　胆汁酸は肝臓で合成され（再利用もされる），いったん胆嚢に蓄えられ，食物が小腸に送られる時に胆嚢が収縮することで，胆汁酸が分泌される．その成分の異常や胆汁うっ滞，食事内容などのさまざまな原因により，胆道系（胆嚢，総胆管，肝内胆管）に結石ができた状態を胆石症という（図4.8）．成分によりコレステロー

図 4.8　胆石の種類

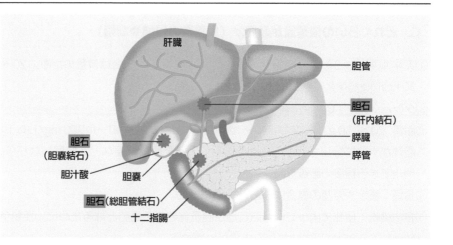

ル胆石（70%），色素胆石（30%），稀な胆石（数%）に分類される．中年の肥満女性に多くみられる．胆石発作の3主徴は疝痛，発熱，黄疸で，多量の食事の後や過労時に出現することが多く，右季肋部から心窩部にかけて圧痛や腹壁緊張が見られるが，このような症状のない無症状胆石もある．時に，胆道で増加した細菌が肝臓まで至り，静脈を介して全身に細菌が回ってしまい敗血症や播種性血管内凝固症候群（DIC）を引き起こす急性閉塞性化膿性胆管炎などの重症例もある．

　　胆嚢炎は十二指腸から胆道へ上行性の細菌感染によるものがほとんどである．急性胆嚢炎はその9割以上が胆石症を有する．

B.　どうやって評価するか（栄養アセスメント）

①体重，食生活：胆石症発症に肥満や高コレステロール血症がリスク要因であるため，胆石症治療後の再発防止に向けて，減量を目的として食生活の改善を目指す．また，長期に胆嚢炎を患っている場合は，腹痛が続くことで食事摂取量が減り，体重減少がみられる場合がある．

②便の状態：胆石や炎症によって，十分な胆汁が出ていない場合は，脂肪が消化できていないだけでなく，ほかの栄養素の吸収も妨げ低栄養の原因になる．その状態を便の状態（脂肪便，色など）で判断できる．

③血清アルカリフォスファターゼ，血清γグルタミルトランスフェラーゼ（γGT）：これらの逸脱酵素は胆道系酵素といわれ，胆道系より排泄されるために胆道の流れが悪くなると，血中濃度が高くなる．

④血清ビリルビン：胆道系が詰まってしまうと，直接型ビリルビンが高値になり黄疸になる．

⑤C反応性タンパク質（CRP）：炎症の程度を評価する．炎症が治まると速やかに低下する．

⑥白血球：感染すると高値となるので感染症の程度を表す指標として評価する．

C. どれくらいの栄養量が必要か（栄養素の付加や制限）

①エネルギー：30 ～ 35 kcal/kg 標準体重（肥満者の場合は減量のために20 ～ 30 kcal/kg 標準体重）

②タンパク質：1.0 ～ 1.2 g/kg 標準体重

③脂質：20 ～ 30 g（高コレステロール血症の場合はコレステロール 200 mg/ 日以下）胆汁が十分に分泌されていない可能性があるために，便などを観察しながら，消化できる程度の脂質量にする．

④食塩：腹水や浮腫の場合は6 g/ 日未満にする．

⑤食物繊維：便秘によっていきむことが胆石症発作の誘因となるために，便秘予防として，25 g/ 日をめざしできるだけ増やす．

D. どんな食事か（食事療法の内容）

①急性期（発作時）：絶食として末梢静脈栄養法で栄養投与を行う．その後，食事開始時は少量（流動食）の低脂肪食より，少しずつ量を増やしていく．

②脂肪制限：揚げる，炒める，サラダなどの調理法を控えるだけでなく，食品に含まれる脂肪量も注意する．胆汁酸の分泌が十分でないために脂肪を制限するので，消化吸収に胆汁を必要としない中鎖脂肪酸（MCT）であれば使用してもよい．

③食物繊維：便秘の予防や高コレステロール血症の予防のために，食物繊維を多く摂取できるよう，野菜，きのこ類，海藻類などを毎食できるだけ多く摂取する．

④食事の頻度：胆嚢内での胆汁うっ滞を防止するために，長時間の欠食を避け，規則正しい食事回数とする．

4.8　膵炎

　図4.9に膵臓の機能を示す．内分泌部で作られるホルモンは静脈を通り運ばれ，外分泌部で作られる消化酵素は膵液として膵管から十二指腸へ運ばれる．

A. どんな病気か

　アルコール多飲，胆石症，脂質異常症など，何らかの原因で膵臓の中にある膵酵素が活性化され，膵組織を自己消化する炎症性疾患である（図4.10）．

　急性膵炎は中年男性に多く，心窩部から背部の持続的な激しい腹痛，嘔吐，発熱などを生じる．重症の場合は，ショック，呼吸不全，意識障害，腎不全，重傷感染症，腹腔内出血，代謝性アシドーシスなどを発症し，死に至ることもある．

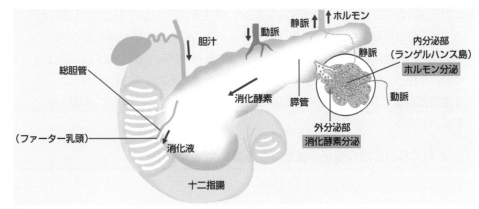

図 4.9　膵臓の働き

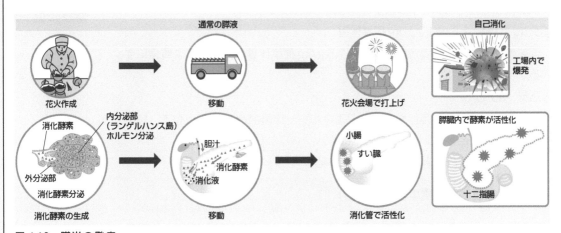

図 4.10　膵炎の発症
（自己消化）
花火工場の事故と似て
いる

慢性膵炎は膵臓の炎症が6か月以上持続し，膵細胞が破壊されていく．飲酒歴のある男性に多く，アルコール多飲が成因の約7割を占める．代償期と非代償期に分けられ，代償期は腹痛と背部痛を伴うが膵機能はまだ保たれている．しかし，非代償期になると，痛みは軽減されるものの膵外分泌機能の低下により脂肪便と消化吸収障害が認められる．さらに，内分泌機能の低下によりインスリン分泌が低下することで糖尿病に至る．

B.　どうやって評価するか（栄養アセスメント）

①血清アミラーゼ，血清リパーゼ，血清エラスターゼ：本来は血中にないはずの消化酵素の血中濃度を測定することにより，膵組織の炎症の程度（膵細胞が壊れている程度）を評価する．

②C反応性タンパク質（CRP），腹痛：炎症の程度を評価する．炎症が治まったことを確認して食事を開始する．

③便の状態：リパーゼが十分に分泌されていないにもかかわらず，高脂肪食を摂取すると，脂質が消化吸収されずに脂肪便になる．

④体重，血清総タンパク質，血清アルブミン：慢性膵炎では長期間にわたる腹痛によって食事摂取量が減り，体重は減少する．さらに，脂質が十分に消化できていないと，腸内容物に脂質が残り，ほかの栄養素の消化吸収を妨げる．これらのことから，低栄養状態になる可能性があるため，その評価を行う．

⑤空腹時血糖値：非代償期の内分泌能の障害に伴い，糖尿病になっていないかチェックする．

C．どれくらいの栄養量が必要か（栄養素の付加や制限）

①エネルギー：30〜35 kcal/kg標準体重

（急性）絶食により静脈栄養法による栄養補給を行う．食事開始になれば，500 kcal程度から少しずつ様子を見ながら増していく．

②タンパク質：1.0〜1.2 g/kg標準体重

低栄養が認められる場合には1.2〜1.5 g/kg標準体重の高タンパク質食にする．

③脂質：30 g以下

（急性）食事開始時は無脂肪食とし，エネルギー比率15%を目安として，食事の量を増すとともに少しずつ増していく）

（慢性）炎症が高度な場合は20 g以下にする．

D．どんな食事か（食事療法の内容）

①回復に合わせて増量（急性膵炎）：絶食（静脈栄養法）後の食事は500 kcal程度の流動食（無脂肪）より始める．腹痛や下痢がなければ，量，硬さ，脂質量を段階的に増しながら進める．つまり，流動食→三分粥食→五分粥食→七分粥食→全粥食→常食として，同時に脂質は0 gから最終的に30 gになるように進める．

②膵臓（消化管）の安静：膵臓を安静に保つために，消化管ができるだけ動かないように心がける．すなわち，消化しやすく，消化管滞在時間が短くなるように，煮る，蒸す，ゆでるなどやわらかく調理し，1回の食事量は多くならないよう適量にする．また，菓子類などの間食であっても，消化管を動かし，膵臓を休ませることができないので，だらだらと間食を摂取することは望ましくない．さらに，腸管運動を亢進させる香辛料などの刺激物やアルコール，炭酸飲料は控える．

③脂質制限：消化管滞在時間が長く，消化管を一番動かさねばならない脂質を制限する．また，リパーゼの分泌量に合わせて，消化できる脂質量（脂肪便にならない量）とする．脂質制限をするために，揚げ物，炒め物，ドレッシングサラダなどの献立を控え，魚の種類や肉の部位も脂質の少ないものを選択する．

④血糖コントロール：非代償期の場合は，インスリン療法を行うようになるため

に糖尿病食に準じる.

⑤栄養欠乏の予防：長期間にわたり，脂質を制限するために必須脂肪酸や脂溶性ビタミンの欠乏に注意する．非代償期の場合は，外分泌機能もなくなるため，三大栄養素の消化酵素もない．薬物療法を行うが，十分とは限らないのでさまざまな栄養不良が認められないか注意しなければならない.

⑥慢性膵炎のための献立例を示す(表4.12).

表4.12　慢性膵炎のための献立例（1,800 kcal，タンパク質 80 g，脂質 20 g）

	料理・食品名		可食部 (g)	エネルギー (kcal)	タンパク質 (g)	脂質 (g)
朝食	ごはん	精白米 うるち米	200	312	4.0	0.4
	高野豆腐と野菜の炊き合わせ	凍り豆腐 乾	20	99	9.9	6.5
		うずら卵 水煮缶詰	20	32	1.9	2.4
		さやいんげん	40	9	0.5	0.0
		にんじん	10	3	0.1	0.0
		かつお・昆布だし	0	0	0.0	Tr
		こいくちしょうゆ	5	4	0.3	0.0
		清酒 普通酒	2	2	0.0	0.0
		みりん	2	5	0.0	Tr
		上白糖	1	4	0.0	0.0
	かぶのみそ汁	かぶ	50	10	0.3	0.1
		かつお・昆布だし	150	3	0.3	Tr
		米みそ 淡色辛みそ	12	22	1.3	0.7
		あさつき	3	1	0.1	0.0
	のり佃煮	つくだ煮	10	15	0.5	0.1
	牛乳	加工乳 低脂肪	200	84	6.8	2.0
昼食	ごはん	精白米 うるち米	200	312	4.0	0.4
	ささみひき肉の水餃子	にわとり ひき肉（ささみ）	80	78	15.8	0.4
		はくさい	50	7	0.3	Tr
		根深ねぎ	20	7	0.2	Tr
		しょうが	1	0	0.0	0.0
		米みそ 甘みそ	10	21	0.9	0.3
		食塩	0.5	0	0.0	0.0
		ぎょうざの皮	20	55	1.7	0.2
		穀物酢	5	1	0.0	0.0
		こいくちしょうゆ	5	4	0.3	0.0
		レタス	10	1	0.1	Tr
		ブロッコリー	20	7	0.8	0.1
	ほうれん草のお浸し	ほうれんそう	70	13	1.2	0.1
		にんじん	10	3	0.1	0.0
		かつお・昆布だし	15	0	0.0	Tr
		みりん	1	2	0.0	Tr
		こいくちしょうゆ	5	4	0.3	0.0
		かつお節	0.1	0	0.1	0.0

（つづく）

昼食	かぼちゃの煮物	西洋かぼちゃ	50	39	0.6	0.1
		かつお・昆布だし	-			
		こいくちしょうゆ	3	2	0.2	0.0
		みりん	1	2	0.0	Tr
	果物	バナナ	50	47	0.4	0.1
夕食	ごはん	精白米 うるち米	200	312	4.0	0.4
	たらのホイル蒸し	まだら	100	72	14.2	0.1
		まいたけ	15	3	0.2	0.0
		にんじん	10	3	0.1	0.0
		アスパラガス	20	4	0.4	0.0
		清酒 普通酒	10	11	0.0	0.0
		食塩	0.5	0	0.0	0.0
		こいくちしょうゆ	5	4	0.3	0.0
		レモン	5	2	0.0	0.0
	焼きなす	なす	50	9	0.4	Tr
		しょうが	1	0	0.0	0.0
		こいくちしょうゆ	5	4	0.3	0.0
		かつお節	0.1	0	0.1	0.0
	トマトスープ	赤色トマト	40	8	0.2	0.0
		たまねぎ	20	7	0.1	Tr
		鶏卵	25	36	2.8	2.3
		マカロニ・スパゲッティ 乾	5	17	0.6	0.1
		水	150	−	−	−
		固形ブイヨン	2	5	0.2	0.1
		食塩	0.5	0	0.0	0.0
	果物	もも 缶詰 黄肉種	60	50	0.2	0.1
	合計			1,757	77.1	17.0

演習4-1　消化器系疾患の栄養管理の原則は何か.

演習4-2　胃炎と胃潰瘍の違いについて説明せよ.

演習4-3　クローン病の食事療法について段階別にまとめよ.

演習4-4　ウイルス性肝炎の特徴を型別にまとめよ.

演習4-5　NASHとはどんな病気か.

演習4-6　非代償性肝硬変の食事療法について説明せよ.

演習4-7　胆石症発症時に上昇する血液検査項目を挙げよ.

演習4-8　膵臓の働きを説明せよ.

5. 循環器系疾患

循環器とは，全身に血液やリンパ液を輸送する器官で，心臓，血管，リンパ管などをいう（図5.1）.

図5.1　心臓と血管

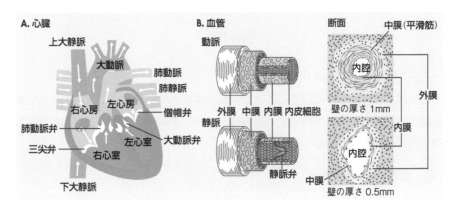

5.1　心臓の役割と血圧

A.　心臓の生理学機能

心臓は握りこぶしほどの大きさで，心筋といわれる筋肉からできている．内部は右心房，右心室，左心房，左心室の4つに分かれていて，心筋の活動を支える冠状動脈が，心臓を包むように伸びている（図5.1，図5.5参照）.

心臓は血液を全身に送り出すポンプの役割をしている．血液は，体内器官を構成する組織に酸素や栄養を運び，体内で産出された二酸化炭素などの不要物を回収して，絶えず循環している．この循環は体循環と肺循環から成り立っている（図5.2）．体循環は左心室→大動脈→全身→大静脈→右心房と流れ，肺循環は右心室→肺動脈→肺→肺静脈→左心房と流れ，逆流しないように心房と心室の境や心臓

図 5.2　血液の循環

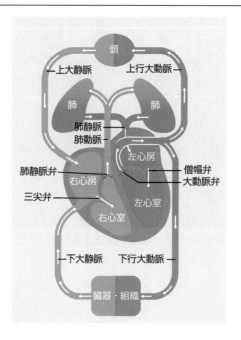

から出ていく血管には弁が存在する.

　このように,血液が循環することで生命が維持されている.全身に酸素や栄養を送り出す心臓とそれを輸送する血管のどこかに不具合が生じると,大きな疾患を引き起こす原因となる.

B.　血圧の調整機能

　血圧とは,心臓から送り出された血液が動脈の内壁を押す力であり,その力は心臓が血液を押し出す血量と血管の抵抗で決まる(図5.3).水分と食塩の摂取量が影響を与える.心臓の収縮により血液が全身に送られ,動脈の血圧が最高に達したときが収縮期血圧(最高血圧),拡張により全身の血液が心臓に送られ,動脈の血圧が最低に達したときが拡張期血圧(最低血圧)という.

　血圧の調節は,圧受容器と酸素や二酸化炭素濃度,pHを感知する化学受容器によって,自律神経(交感神経と副交感神経)を介して瞬時に行われる.このほかにレニン・アンギオテンシン系による血管収縮作用,アルドステロンやバソプ

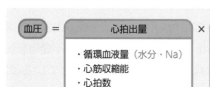

図 5.3　血圧を決定する要因

レッシンなどのホルモンの作用による体液量調節を介して血圧を一定に保っている．

5.2 高血圧症

A. どんな病気か

　血圧が正常域を超えて収縮期血圧が140 mmHg以上または拡張期血圧が90 mmHg以上のとき高血圧と診断される（表5.1）．高血圧症はサイレントキラーといわれるように，ほとんど自覚症状がないにもかかわらず，脳梗塞や心筋梗塞，ほかにも眼や腎臓など，ほとんどの血管障害の強いリスクファクターである．

　高血圧症は本態性高血圧症と二次性高血圧症に分類される．本態性高血圧症の原因は不明である．全高血圧症患者の95%がこれにあたり，遺伝因子と肥満，喫煙，ストレスなどの環境因子が相互に作用して発症すると考えられている．二次性高血圧症はある原因疾患によって発症するものであり，腎性高血圧，内分泌性高血圧，血管性高血圧，神経性高血圧，薬剤誘発性高血圧などに分けられる．

表5.1 成人における血圧値の分類（mmHg）
［日本高血圧学会，高血圧治療ガイドライン2019，日本高血圧学会高血圧治療ガイドライン作成委員会編，p.18（2019）］

分類	診療室血圧（mmHg）				家庭血圧（mmHg）			
	収縮期血圧		拡張期血圧		収縮期血圧		拡張期血圧	
正常血圧	< 120	かつ	< 80		< 115	かつ	< 75	
正常高値血圧	120～129	かつ	< 80		115～124	かつ	< 75	
高値血圧	130～139	かつ／または	80～89		125～134	かつ／または	75～84	
Ⅰ度高血圧	140～159	かつ／または	90～99		135～144	かつ／または	85～89	
Ⅱ度高血圧	160～179	かつ／または	100～109		145～159	かつ／または	90～99	
Ⅲ度高血圧	≧ 180	かつ／または	≧ 110		≧ 160	かつ／または	≧ 100	
（孤立性）収縮期高血圧	≧ 140	かつ	< 90		≧ 135	かつ	< 85	

B. どうやって評価するのか（栄養アセスメント）

①体重，BMI：肥満になると高血圧になるリスクが高くなる．つまり，数kgの減量によって大幅に血圧を下げることができる．そのために，体重管理が重要になる．

②血糖，血中脂質：高血圧は血管障害のリスクファクターであるので，同じ血管障害のリスクファクターである血糖値とLDLコレステロールやHDLコレステロールなどの血中脂質の評価は欠かせない．

③食生活習慣：食事の量や内容を評価する．特に日常の食塩摂取量を把握することが大切である．調味料の使い方，汁物の回数，漬物や干物などの食塩が多い食品（表5.2）の摂取頻度などを聞き取る．

分類	食品名	目安量	食塩相当量（g）
炭水化物	角形食パン	6枚切り1枚（60g）	0.7
	干しうどん 乾	100g	4.3
	そうめん・ひやむぎ 乾	100g	3.8
油脂	有塩バター	大さじ1杯（13g）	0.2
	マーガリン 家庭用 有塩	大さじ1杯（13g）	0.2
乳製品	プロセスチーズ	1個（20g）	0.6
肉加工品	ぶた ロースハム	1枚（11g）	0.3
	ぶた ウインナーソーセージ	1本（20g）	0.4
魚加工品	しろさけ 塩ざけ	1切れ（100g）	1.8
	まあじ 開き干し 生	1枚（100g）	1.7
	いわし しらす干し 半乾燥品	大さじ2杯（10g）	0.7
	たらこ	1/2腹（25g）	1.2
	焼き竹輪	1本（70g）	1.5
	さつま揚げ	1枚（50g）	1.0
漬物・佃煮	梅干し 塩漬	中1個（20g）	3.6
	（こんぶ類）つくだ煮	大さじ1杯（10g）	0.7

表5.2 食塩相当量の多い食品

C. どれくらいの栄養量が必要か（栄養素の付加や制限）

①エネルギー：25～30 kcal/kg標準体重

　体重増加の防止または減量を目的としてエネルギー量を設定する．しかし，肥満でなければ30～35 kcal/kg標準体重として体重管理を行う．

②タンパク質：1.0～1.2 g/kg標準体重

③食塩：6 g/日未満

④コレステロール：200 mg/日以下

　高血圧症に脂質異常症が重なると動脈硬化による血管障害のリスクが高くなる．脂質異常がみられる場合は，その食事療法に準じ，コレステロールを制限する．

D. どんな食事か（食事療法の内容）

　高血圧症は生活習慣病なので，全体的な生活習慣の改善が最も重要である．高血圧治療ガイドラインでは生活習慣の修正項目が示されている（表5.3）．

1.	減塩	6 g/日未満
2a.	野菜・果物	野菜・果物の積極的摂取*
2b.	脂質	コレステロールや飽和脂肪酸の摂取を控える 魚（魚油）の積極的摂取
3.	減量	BMI（体重（kg）÷［身長（m）×身長（m）]）が25未満
4.	運動	心血管病のない高血圧患者が対象で，中等度の強度の有酸素運動を中心に定期的に （毎日30分以上または，180分/週以上を目標に）行う
5.	節酒	エタノールで男性は20～30 mL 日以下，女性は10～20 mL 日以下
6.	禁煙	（受動喫煙の防止も含む）

表5.3 生活習慣の修正項目

生活習慣の複合的な修正はより効果的である．

* 重篤な腎障害を伴う患者では高カリウム血症をきたすリスクがあるので，野菜・果物の積極的摂取は推奨しない．糖分の多い果物の過剰な摂取は，肥満者や糖尿病などのエネルギー制限が必要な患者では勧められない．

[高血圧治療ガイドライン2019，日本高血圧学会高血圧治療ガイドライン作成委員会編]

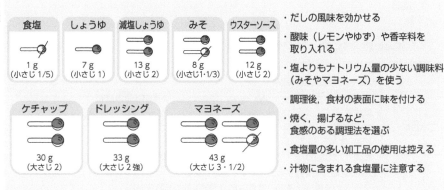

図 5.4 食塩 1 g に相当する調味料の量と減塩調理の工夫

・だしの風味を効かせる
・酸味（レモンやゆず）や香辛料を取り入れる
・塩よりもナトリウム量の少ない調味料（みそやマヨネーズ）を使う
・調理後，食材の表面に味を付ける
・焼く，揚げるなど，食感のある調理法を選ぶ
・食塩量の多い加工品の使用は控える
・汁物に含まれる食塩量に注意する

①食塩の制限：調味料の摂取を控えるために，調理を工夫することがポイントになる．香辛料などで風味を付けたり，焼き目をつけるなどの調理方法で香ばしい食感を出したりする．また，醤油や食塩などは調理後の料理の表面につけることで減らすことができる．1食が2g程度の食塩摂取量でなければならない（図5.4）．また，練り製品や加工品など食塩の多い食品は避け，汁物や麺類の汁の摂取を控える．食塩制限のために食塩を控えた調整食品を利用することができる．特別用途食品の病者用食品である「減塩醤油」や「減塩みそ」などは広く市販されており誰でも利用できる．これは食塩相当量が50％になる．

②食物繊維：高コレステロール血症がある場合は低下作用のある食物繊維をしっかり摂取する．また，排便時のいきみは血圧の上昇につながるため，便通がよくなるように摂取を心掛ける．

③医薬品との相互作用：高血圧症でよく処方される治療薬（カルシウム拮抗薬）は，服用時にグレープフルーツジュースを摂取すると体内の薬物濃度が高くなり薬効が増すので，その摂取を禁止する．

④妊娠高血圧症候群

循環血漿量が減少している妊娠高血圧症候群妊婦では，食塩や水分制限により

DASH食（Dietary Approaches to Stop Hypertension）

アメリカで研究，開発された高血圧のコントロールに効果が認められている食事療法である．カリウム，カルシウム，マグネシウム，食物繊維，タンパク質を増やして，飽和脂肪酸とコレステロールを減らした食事療法である．具体的には野菜，果物，脂質の少ない牛乳，脂質の少ない肉を積極的に摂取し，菓子類や清涼飲料水の摂取は控える．伝統的な日本食は，この牛乳と肉が魚と大豆類に置き代わるだけなのでDASH食に似ており，さらに多価不飽和脂肪酸の摂取量が増す．伝統的な和食で，食塩さえ気をつければ，高血圧を予防するための良い食事といえよう．

表 5.4　妊娠高血圧症候群(旧妊娠中毒症)の生活指導および栄養指導

1. 生活指導
   ・安静
   ・ストレスを避ける
   〔予防には軽度の運動，規則正しい生活がすすめられる〕

2. 栄養指導（食事指導）

エネルギー*1	妊娠中の体重増加の目安*2		
	妊娠前体格*3	BMI kg/m²	体重増加量の目安
	低体重	< 18.5	12 〜 15 kg
	普通体重	18.5 ≦〜< 25	10 〜 13 kg
	肥満（1 度）	25 ≦〜< 30	7 〜 10 kg
	肥満（2 度以上）	30 ≦	個別対応（上限 5 kg までが目安）
	この体重増加を維持するエネルギー摂取とする		
食塩	・7 〜 8 g/ 日程度とする（極端な塩分制限は勧められない） （予防には 10 g/ 日以下が勧められる）		
水分	・1 日尿量 500 mL 以下や肺水腫では前日尿量に 500 mL を加える程度にするが，それ以外は制限しない ・口渇を感じない程度の摂取が望ましい		
タンパク質	・理想体重× 1.0 g/ 日（予防には理想体重× 1.2 〜 1.4 g/ 日が望ましい）		
その他	・動物性脂肪と糖質は制限し，高ビタミン食とすることが望ましい（予防には食事摂取カルシウム 900 mg/ 日に加え，1 〜 2 g/ 日のカルシウム摂取が有効との報告がある．また海藻中のカリウムや魚油，肝油（不飽和脂肪酸），マグネシウムを多く含む食品に高血圧予防効果があるとの報告もある）		

*1 「妊娠中の体重増加指導の目安について」日本産科婦人科学会策定（2021 年 3 月）の内容に変更して記載．
*2 「増加量を厳格に指導する根拠は必ずしも十分ではないと認識し，個人差を考慮したゆるやかな指導を心がける」産婦人科診療ガイドライン産科編 2020CQ010 より．
*3 体格分類は日本肥満学会の肥満度分類に準じた．
［資料：日本産婦人科学会周産期委員会，妊娠中毒症の生活指導および栄養管理（1997）一部改変］

さらに循環血漿量を減少させてしまう可能性がある．食塩摂取量は，妊娠高血圧症候群の予防で 10 g/ 日以下，発症後は重症度にかかわらず 7 〜 8g/ 日程度の制限に止め，極端な制限は行わないとされている（表 5.4）．

5.3　動脈硬化症

A.　どんな病気か

動脈の血管壁が弾力性をなくして脆くなった状態を動脈硬化という．粥状硬化，中膜硬化，細動脈硬化に分類される（図 5.5）．血管の内壁に，コレステロールを主体とする脂質が溜まってプラークを形成する粥状硬化が多く，主要な中〜大動

図 5.5　動脈硬化の分類

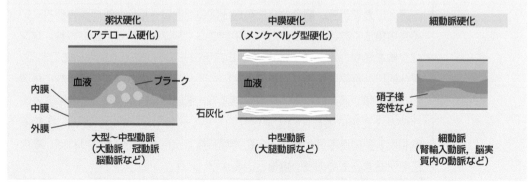

粥状硬化 （アテローム硬化）	中膜硬化 （メンケベルグ型硬化）	細動脈硬化

内膜
中膜　血液　プラーク
外膜

血液

石灰化

硝子様変性など

大型〜中型動脈
（大動脈，冠動脈
脳動脈など）

中型動脈
（大腿動脈など）

細動脈
（腎輸入動脈，脳実
質内の動脈など）

脈に形成される. 脳では脳梗塞, 心臓では心筋梗塞, 大動脈では大動脈解離, 腎臓では腎硬化症, 大腿部では閉塞性動脈硬化症など, 動脈硬化は全身に重症疾患を発症させる.

　動脈硬化を引き起こす原因は, 年齢（高齢がリスク）, 性別（男性がリスク）のほかに, 肥満, 高血圧, 脂質異常症, 糖尿病, 高尿酸血症, 喫煙, 運動不足, ストレスなど生活習慣にかかわる環境因子がたくさんある.

B.　どうやって評価するのか（栄養アセスメント）

①メタボリックシンドローム：動脈硬化症の発症リスクが集約したメタボリックシンドロームの評価が最も大切である. すなわち, 腹囲が85 cm（女性は90 cm）を超えていないか, 血圧, 血糖, 血中脂質は正常範囲内であるかを評価する. 該当しない場合は動脈硬化症の発症リスクが高いため, これらを是正する. 体重が1kg減ると腹囲も1cm減るとされており, 体重管理を徹底する.

②食生活：動脈硬化症は代表的な生活習慣病であり, 年月をかけて形成される. これまでの食事内容, 食事量, 食べ方, 活動量などの食生活習慣を把握する. 男性の場合, アルコールの量が適量を超えている場合が多い.

③冠動脈疾患のリスク：日本動脈硬化学会より動脈硬化性疾患予防ガイドライン2022年版が示されている. 脂質異常症の診断, 糖尿病や慢性腎臓病などの既往歴, 吹田スコアを基に, 3つのリスクレベルと冠動脈疾患既往者の4つの区分に分けている. それぞれの管理区分ごとに血中脂質管理目標値が決められている（表5.5）.

表 5.5　リスク区分別脂質管理目標値
［動脈硬化性疾患予防ガイドライン（2022年版）, p. 71, 日本動脈硬化学会（2022）］

治療方針の原則	管理区分	脂質管理目標値（mg/dL）			
		LDLコレステロール	non-HDLコレステロール	トリグリセリド(TG)	HDLコレステロール
一次予防 まず生活習慣の改善を行った後, 薬物療法の適用を考慮する	低リスク	<160	<190	<150（空腹時）[*3] <175（随時）	≧40
	中リスク	<140	<170		
	高リスク	<120 <100[*1]	<150 <130[*1]		
二次予防 生活習慣の是正とともに薬物治療を考慮する	冠動脈疾患またはアテローム血栓性脳梗塞（明らかなアテローム[*4]を伴うその他の脳梗塞を含む）の既往	<100 <70[*2]	<130 <100[*2]		

[*1]　糖尿病において, PAD, 細小血管症（網膜症, 腎症, 神経障害）合併時, または喫煙ありの場合に考慮する.
[*2]　「急性冠症候群」,「家族性高コレステロール血症」,「糖尿病」,「冠動脈疾患とアテローム血栓性脳梗塞（明らかなアテロームを伴うその他の脳梗塞を含む）」の4病態のいずれかを合併する場合に考慮する.
・一次予防における管理目標達成の手段は非薬物療法が基本であるが, いずれの管理区分においてもLDLコレステロールが180 mg/dL以上の場合は薬物治療を考慮する. 家族性高コレステロール血症の可能性も念頭においておく.
・まずLDLコレステロールの管理目標値を達成し, 次にnon-HDLコレステロールの達成を目指す. LDLコレステロールの管理目標を達成してもnon-HDLコレステロールが高い場合は高トリグリセリド血症を伴うことが多く, その管理が重要となる. 低HDLコレステロールについては基本的には生活習慣の改善で対処すべきである.
・これらの値はあくまでも到達努力目標であり, 一次予防（低・中リスク）においてはLDLコレステロール低下率20～30％も目標値としてなり得る.
[*3]　10時間以上の絶食を「空腹時」とする. ただし水やお茶などエネルギーのない水分の摂取は可とする.
　　　それ以外の条件を「随時」とする.
[*4]　頭蓋内外動脈の50%以上の狭窄, または弓部大動脈粥腫（最大肥厚4 mm以上）.

C. どれくらいの栄養量が必要か（栄養素の付加や制限）

①エネルギー：25 ～ 30 kcal/kg 標準体重

　BMI 22の標準体重を目標にして，活動量なども考慮して決める．標準体重付近やそれ以下の場合は30 ～ 35 kcal/kg 標準体重として体重管理を行う．

②タンパク質：1.0 ～ 1.2 g/kg 標準体重

③脂質：エネルギー比率　20 ～ 25%

　飽和脂肪酸は4.5%以上7%未満とし，n－3系多価不飽和脂肪酸を積極的に摂取する．マーガリンなどの加工油脂に多く含まれるトランス脂肪酸を控える．

④コレステロール：200 mg/日以下

　表5.6に示す食品などに注意する．卵類（魚卵も含まれる），内臓類（魚介類も含まれる），脂身の多い肉類に多く含まれる．

⑤食物繊維：20 ～ 25 g/日

⑥アルコール：25 g/日以下

⑦食塩：6 g/日未満

D. どんな食事か（食事療法の内容）

　脂質異常症の食事に準じ，これに高血圧症と糖尿病の食事療法を考慮したものになる．

表5.6　コレステロールの多い食品

分類	食品名	目安量	コレステロール（mg）
魚介類	あんこう きも 生	50 g	280
	うなぎ かば焼	50 g	115
	たらこ	1/2 腹（25 g）	87.5
	しろさけ イクラ	大さじ1 杯（17 g）	81.6
	いかなご つくだ煮	30 g	84
	ししゃも 生干し	1 尾（20 g）	46
	しらす干し 半乾燥品	大さじ2 杯（10 g）	39
卵類	鶏卵	1 個（50 g）	185
肉・油脂	にわとり 肝臓 生	50 g	185
	ぶた 肝臓 生	50 g	125
	牛 肝臓 生	50 g	120
	牛脂	小さじ1 杯（4 g）	4
	ラード	小さじ1 杯（4 g）	4
	有塩バター	小さじ2 杯（8 g）	16.8
	マヨネーズ 全卵型	大さじ1 杯（14 g）	7.7
菓子	スポンジケーキ	1 切れ（100 g）	170
	シュークリーム	1 個（60 g）	120
	クリームパン	1 個（100 g）	98
	カステラ	1 切れ（50 g）	80
	カスタードプリン	1 個（50 g）	60

①体重管理：動脈硬化症の治療はメタボリックシンドロームの改善が第一である．つまり，腹囲を減らすこと（内臓脂肪を減らすこと）を目標に体重管理をしなければならない．BMIが22を超えている場合は厳密なエネルギーコントロールが必要である．

②脂肪酸：飽和脂肪酸とコレステロールを減らして，n−3系多価不飽和脂肪酸を増やすために，脂身の多い肉類，もつ等の内臓類，高脂肪の乳類，卵類などは控え，魚（特にさばやいわし等の青魚）や大豆製品を主菜に利用するとよい．また，血中コレステロールの吸収を下げる働きがある食物繊維は積極的に摂る．

③嗜好品：コーヒーなどのカフェインは過剰摂取しなければ飲んでもよい．アルコールは，ビールなら500 mL/日，日本酒なら180 mL/日，ウイスキーなら60 mL/日を限度として制限する．

④生活習慣の改善：日本動脈硬化学会より動脈硬化性疾患予防ガイドラインが示されている（表5.7）．なかでも禁煙はリスク軽減のために重要である．

⑤動脈硬化症のための献立例を表5.8に示す．

表5.7　動脈硬化性疾患予防のために生活習慣の改善すべき項目
［日本動脈硬化学会編，動脈硬化性疾患予防ガイドライン2022年版，日本動脈硬化学会，p.155，（2022）］

禁煙	禁煙は必須．受動喫煙を防止
体重管理	定期的に体重を測定する BMI < 25であれば適正体重を維持する BMI ≧ 25の場合は，摂取エネルギーを消費エネルギーより少なくし，体重減少を図る
食事管理	適切なエネルギー量と，三大栄養素（タンパク質，脂質，炭水化物）およびビタミン，ミネラルをバランスよく摂取する 飽和脂肪酸やコレステロールを過剰に摂取しない トランス脂肪酸の摂取を控える n−3系多価不飽和脂肪酸の摂取を増やす 食物繊維の摂取を増やす 減塩し，食塩摂取量は6 g未満/日を目指す
身体活動・運動	中等度以上[*1]の有酸素運動を中心に，習慣的に行う（毎日合計30分以上を目標） 日常生活の中で，座位行動[*2]を減らし，活動的な生活を送るように注意を促す 有酸素運動の他にレジスタンス運動や柔軟運動も実施することが望ましい
飲酒	アルコールはエタノール換算で1日25 g[*3]以下にとどめる 休肝日を設ける

*1　中等度以上とは3 METs以上の強度を意味する．METsは安静時代謝の何倍に相当するかを示す活動強度の単位．
*2　座位行動とは座位および臥位におけるエネルギー消費量が1.5 METs以下の全ての覚醒行動．
*3　およそ日本酒1合，ビール中瓶1本，焼酎半合，ウィスキー・ブランデーダブル1杯，ワイン2杯に相当する．

表5.8　動脈硬化症のための献立例（1,600 kcal，タンパク質60 g，コレステロール200 mg，食塩相当量6.0 g）

	料理・食品名	可食部 (g)	エネルギー (kcal)	タンパク質 (g)	脂質 (g)	コレステロール (mg)	食塩相当量 (g)
朝食	ごはん	精白米 うるち米	150	234	3	0.3	0	0
	金平ごぼう	ごぼう	40	23	0.4	0	0	0
		こいくちしょうゆ	3	2	0.2	0	0	0.4
		上白糖	1	4	0	0	0	0
		みりん	2	5	0	Tr	−	0
		ごま油	0.5	4	0	0.5	0	0
		とうがらし 粉	0.1	0	0	0	0	0
	梅肉あえ	アスパラガス	40	8	0.7	0.1	Tr	0
		ぶなしめじ	10	3	0.2	0	0	0
		にんじん	3	1	0	0	0	0

（つづく）

表 5.8（つづき）

食事	料理名	食品名						
朝食	梅肉あえ	梅びしお	6	12	0	0	0	0.5
		上白糖	2	8	0	0	0	0
	みそ汁	かつお・昆布だし	150	3	0.3	Tr	0	0
		減塩みそ	12	23	1.1	0.7	0	1.3
		なす	15	3	0.1	Tr	0	0
		みょうが	5	1	0	0	0	0
	牛乳	加工乳 低脂肪	200	84	6.8	2	12	0.4
	果物	りんご	50	27	0.1	Tr	0	0
昼食	ごはん	精白米 うるち米	150	234	3	0.3	0	0
	鶏肉のカレーソテー	にわとり 親 もも 皮つき	60	140	10.4	11	54	0.1
		薄力粉 1等	3	10	0.2	0	0	0
		カレールウ	5	24	0.3	1.6	1	0.5
		調合油	1	9	0	1	0	0
		ブロッコリー	30	11	1.1	0.1	0	0
		レモン	10	4	0.1	0	0	0
	糸切昆布の煮物	刻み昆布	6	7	0.3	0	0	0.7
		油揚げ	3	11	0.7	0.9	Tr	0
		板こんにゃく	10	1	0	Tr	0	0
		赤ピーマン	5	1	0	0	0	0
		スイートコーン	5	4	0.1	0.1	0	0
		グリンピース	3	2	0.2	0	0	0
		こいくちしょうゆ	3	2	0.2	0	0	0.4
		上白糖	1	4	0	0	0	0
		みりん	2	5	0	Tr	—	0
	あえ物	赤色トマト	30	6	0.2	0	0	0
		オクラ	15	4	0.2	0	Tr	0
		しそ	1	0	0	Tr	0	0
		こいくちしょうゆ	3	2	0.2	0	0	0.4
		みりん 本みりん	1	2	0	Tr	—	0
		かつお節	0.2	1	0.1	0	0	0
夕食	ごはん	精白米 うるち米	150	234	3	0.3	0	0
	ぶり大根	ぶり	60	133	11.2	7.9	43	0.1
		だいこん	80	12	0.2	Tr	0	0
		しょうが	1	0	0	0	0	0
		こいくちしょうゆ	5	4	0.3	0	0	0.7
		上白糖	3	12	0	0	0	0
		清酒 普通酒	3	3	0	0	0	0
		トマトケチャップ	6	6	0.1	0	0	0.2
		さやえんどう	5	2	0.1	0	0	0
	かぼちゃそぼろあん	西洋かぼちゃ	60	47	0.7	0.1	0	0
		にわとり ひき肉	15	26	2.2	1.7	12	0
		しょうが	1	0	0	0	0	0
		うすくちしょうゆ	3	2	0.1	0	0	0.5
		みりん	3	7	0	Tr	—	0
		じゃがいもでん粉	1.5	5	0	0	0	0
		ほうれんそう	30	5	0.5	0.1	0	0
		にんじん	3	1	0	0	0	0
	白あえ	木綿豆腐	50	37	3.4	2.3	0	0
		米みそ 甘みそ	4	8	0.3	0.1	0	0.2
		上白糖	3	12	0	0	0	0
		ごま ねり	1	6	0.2	0.6	0	0
		ごま むき	0.5	3	0.1	0.2	0	0
合計				1,494	52.6	31.9	122	6.4

5.4 虚血性疾患（狭心症，心筋梗塞）

A. どんな病気か

　全身に酸素と栄養を送り出す心臓自身の筋肉は**冠動脈**によって酸素と栄養を送り込まれる．この冠動脈に動脈硬化や他の原因によって狭窄や閉塞が起こり，血液が送れなくなり，血液が足りなくなって心機能が低下した状態を**虚血性心疾患**という．虚血性心疾患は**狭心症**と**心筋梗塞**に分けられる（図5.6）．

　狭心症は，狭窄によって血管が細くなり，その血管に支配されている心筋に酸素が送れなくなり，前胸部の圧迫感，胸痛が生じる．一過性で，数分〜10分以内に胸痛は治まり，心筋は壊死まで至らないので可逆性である．発作時のニトログリセン舌下投与は著効である．強いストレスや激しい運動，労作などにより，酸素不足が誘発されて発作が起こる．心筋梗塞は，動脈硬化が進行したところに血栓が形成されたために閉塞し，その血管に支配されている心筋は壊死する．激烈な疼痛が20分以上継続する．急性期を脱し，安定した状態を陳旧性心筋梗塞という．

　虚血性心疾患の危険因子は，高血圧，脂質異常症，2型糖尿病，喫煙，肥満，運動不足，ストレスであるため，食生活習慣の改善が最も重要である．

B. どうやって評価するのか（栄養アセスメント）

①体重：BMIを評価し，標準範囲より多い場合は減量しなければならない．特に内臓脂肪の量を反映する腹囲が85 cm（女性は90 cm）を超えていないか，血圧，血糖，血中脂質などについて評価する．体重が1 kg減ると腹囲も1 cm減るとされており，体重管理を徹底する．

図5.6　心臓を取り巻く血管と虚血性心疾患

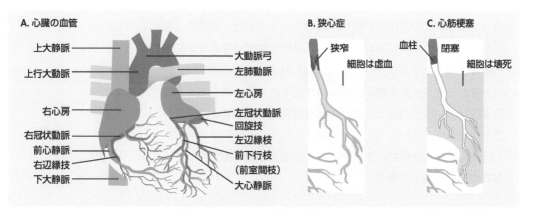

A. 心臓の血管
- 上大静脈
- 上行大動脈
- 右心房
- 右冠状動脈
- 前心静脈
- 右辺縁枝
- 下大静脈
- 大動脈弓
- 左肺動脈
- 左心房
- 左冠状動脈
- 回旋枝
- 左辺縁枝
- 前下行枝（前室間枝）
- 大心静脈

B. 狭心症
- 狭窄
- 細胞は虚血

C. 心筋梗塞
- 血柱
- 閉塞
- 細胞は壊死

②食生活：再発を予防するためには，徹底した食生活習慣の改善が大切である．これまでの食事内容，食事量，食べ方，活動量などを把握し，改善すべき点を見つけ出す．

③冠動脈疾患のリスク：日本動脈硬化学会より動脈硬化性疾患予防ガイドライン2022年版が示されている．虚血性心疾患の既往歴があると，二次予防の管理区分となり，最も厳密に管理する必要がある．この時，LDL コレステロールは100 mg/dL 未満が目標である（表5.5）．

④クレアチニンフォスフォキナーゼ：筋の逸脱酵素であり，心筋梗塞があると高値を示す．しかし，激しい筋運動後でも上昇するので注意が必要である．

C. どれくらいの栄養量が必要か（栄養素の付加や制限）

①エネルギー：25 〜 30 kcal/kg 標準体重

BMI 22の標準体重を目標にして，活動量なども考慮して決める．標準体重付近やそれ以下の場合は30 〜 35 kcal/kg 標準体重として体重管理を行う．

②タンパク質：1.0 〜 1.2 g/kg 標準体重

③脂質：脂質異常症に準ず．エネルギー比20 〜 25%

飽和脂肪酸は4.5%以上7%未満とし，n−3系多価不飽和脂肪酸を積極的に摂取する．マーガリンなどの加工した油脂に多く含まれるトランス脂肪酸を控える．

④コレステロール：200 mg/日以下（表5.6参照）

⑤食塩：6 g/日未満

D. どんな食事か（食事療法の内容）

①食塩の制限を行う．食塩含有量の多い食品を避けて，調理方法を工夫する（高血圧症の食事療法参照）．

②アルコールは（ビール（Alc.5度）500 mL/日，日本酒（Alc.15度）180 mL/日，ウイスキー（Alc.43度）60 mL/日）を限度として制限する．

③激しい運動などの労作を制限する場合がある．また，喫煙は血管が収縮して血圧を上昇させ，血流の流れを悪くして凝固しやすくなるために禁煙する．

④抗凝血薬であるワルファリンカリウムを服薬している場合は，納豆，クロレラ，青汁はビタミンKを多量に含み薬効を低下させてしまうので禁止する．またブロッコリーやほうれんそうなどの緑黄色野菜は制限する必要はないが，適量までとする．

⑤1日分の献立：病院などで提供されている治療食の献立例は表5.7に示す動脈硬化の食事と同じである．

5.5 心不全

A. どんな病気か

　心不全は，心臓のポンプ機能低下のため，全身へ血液が送り出せなくなる状態のことであり，原因となる心疾患（高血圧性心疾患や虚血性心疾患など）の最終的に至る症候群（終末像）である．心不全はうっ血する場所によって**左心不全**と**右心不全**に分けられる（図5.7）．

B. どうやって評価するのか（栄養アセスメント）

①体重：循環機能が著しく低下する心不全まで至ると，低栄養に関する評価を行うことになる．特に，6か月で7.5%以上の体重減少がみられる低栄養で，重症心不全末期の状態を**心臓悪液質**という．しかし，浮腫によって体重は増えるので注意が必要である．

②食事摂取量：心不全の状態が悪化すると食欲が低下し，栄養摂取量が低下する

図 5.7　心不全の症状

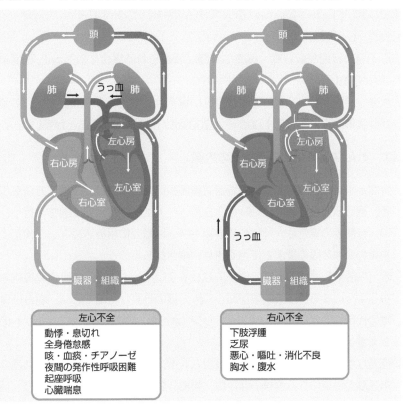

左心不全
- 動悸・息切れ
- 全身倦怠感
- 咳・血痰・チアノーゼ
- 夜間の発作性呼吸困難
- 起座呼吸
- 心臓喘息

右心不全
- 下肢浮腫
- 乏尿
- 悪心・嘔吐・消化不良
- 胸水・腹水

場合が多いため，常に摂取量を把握する．また，浮腫などが認められる場合は水分摂取量も把握する．

③尿量：浮腫が認められる場合には水分制限を行う必要がある．この量を決める目安として尿量の評価が必要になる．

④血清タンパク質：栄養状態を把握するために，血清総タンパク質や血清アルブミン値を評価する．

⑤血圧：心不全の発症予防，治療には血圧コントロールが極めて重要である．正常範囲に保つようにする．

C.　どれくらいの栄養量が必要か（栄養素の付加や制限）

①エネルギー：30 〜 35 kcal/kg 標準体重

　BMI 25以上の肥満や糖尿病などの疾患がある場合は，その栄養療法に準じ25 〜 30 kcal/kg標準体重として体重管理を行う．

②タンパク質：1.0 〜 1.2 g/kg標準体重

③脂質：脂質異常症に準ず．エネルギー比率20 〜 25％

　食欲が低下し，必要エネルギーが確保できない場合は，脂質の量を多くして効率よくエネルギーを補給する場合もある．

④コレステロール：200 mg/日以下（表5.6参照）

⑤食塩：6 g/日未満

　心不全の状態が厳しく，高度な浮腫が認められる場合には3 g/日程度まで厳しく制限する．

⑥水分：浮腫が認められ，尿量が少ない場合は制限を行う．尿量によって異なるが，食事の水分として1,000 〜 1,200 mL/日に制限することが多い．

D.　どんな食事か（食事療法の内容）

①食塩と水分の制限を行う．食塩含有量の多い食品を避けて，調理方法を工夫する．経口水分摂取量（飲水量）は，500 〜 1,000 mLを目安に調整を行う．厳しい水分制限の場合は，汁物や飲み物（牛乳）は献立に組み込めない．また，野菜や果物類は普段の量まで使用できない場合がある．

②水分制限や利尿剤の影響で便秘になりやすいため，できるだけ食物繊維を多く摂るようにする．水分制限があり，十分量の野菜が摂取できない場合は食物繊維の代用として難消化性デキストリン（水溶性食物繊維）のサプリメントの使用も考慮する．

③低カリウム血症の予防としてカリウムを十分に摂取する．カリウムは魚介類や肉類など主菜になる食材のほかに，果物や野菜に多く含まれる．

臨床栄養管理で扱う特別な食品

　2015年4月，新しく食品表示法が施行された．食品の機能性を謳って商品を販売できるものとして，特定保健用食品（許可型，消費者庁の許可が必要），栄養機能食品（規格基準型，ビタミンのサプリメントなど），機能性表示食品（届出型，機能性の評価は事業者）がある．傷病者の栄養管理を行う場合，どうしても必要な栄養素が摂取できないときはサプリメントの使用を考慮する場合がある．しかし，その他の食品を栄養療法に取り入れる時には十分な吟味をしなければならない．"どれだけ食べても血糖値が上がらない""どれだけ食べてもコレステロール値が上がらない"と患者が勘違いしてしまう宣伝広告をよく見かける．栄養士として，これらの食品の正しい利用方法についてアドバイスしなければならない．

　一方，特別用途食品は"低ナトリウム：ナトリウムが通常の50%以下""低タンパク質：タンパク質量が通常の30%以下"など，その量が定められている．これらは食事療法に用いるための食品であり，これらを上手に献立に組み込み，患者の食事療法を簡単にする方法や使用量をアドバイスしなければならない．

演習5-1　血圧の調節には，どのような因子がかかわっているか．

演習5-2　高血圧症の食事療法についてまとめよ．

演習5-3　動脈硬化症の発症リスクについて書け．

演習5-4　狭心症と心筋梗塞の違いを説明せよ．

演習5-5　うっ血性心不全の食事療法で，最も注意する点を挙げよ．

6. 腎疾患

6.1 腎臓の役割と尿の生成

　腎臓は腰のやや上，背中側に左右1個ずつあるソラマメのような形をした握りこぶし大の臓器で，1個の重量は成人でおよそ120〜150gである．腎臓は血流量が著しく多い臓器で，心拍出量のおよそ20〜25％が腎動脈を通って流れ込んでおり，糸球体で濾過されてできる原尿は1日に150Lにも及ぶ．原尿はさらに尿細管で再吸収を受け，最終的に1〜2Lの尿が生成され膀胱へ排泄される（図6.1）．腎臓は，このように血液を濾過して老廃物を体外に排泄するために尿をつくる排泄器官としての役割のほか，ホルモン産生など内分泌器官としての役割を果たしており，生命維持に欠かせない重要な働きを担っている（表6.1）．

図 6.1　腎臓の構造

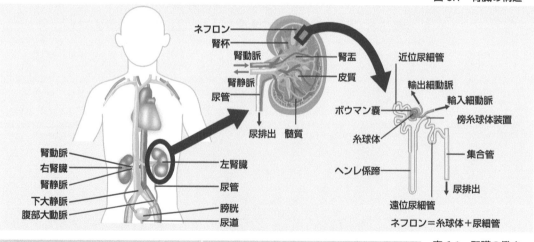

ネフロン＝糸球体＋尿細管

表 6.1　腎臓の働き

排泄器官としての機能	内分泌器官としての機能
・血液から尿を生成し老廃物を体外に排泄する ・体液量や電解質のバランスを調整する	・レニン分泌により血圧を調節する ・エリスロポエチン産生により赤血球の生成を促す ・ビタミンDを活性化し骨形成を促す

炎症（腎炎）の期間	炎症（腎炎）の状態	炎症（腎炎）の場所

炎症（腎炎）の期間

急性

短期間のうちに急激に腎機能が低下するが，適切な治療を行うことで治癒し，腎機能は回復する

慢性

徐々に発症し，進行し続ける．腎機能が回復することは稀で，低下の一途をたどる

炎症（腎炎）の状態

腎不全

腎機能が著しく低下した状態
・糸球体濾過量（GFR）≦50
・血清クレアチニン上昇

ネフローゼ症候群

多量のタンパク尿により低アルブミン血症である状態
・持続タンパク尿≧3.5 g/日
・血清アルブミン値≦3.0 g/dL
・浮腫や高コレステロール血症

微小変化型	微小変化型以外
薬物反応が良好で腎機能は回復する	予後は不良，タンパク制限などの食事制限が必要

炎症（腎炎）の場所

糸球体

腎盂

慢性的な炎症状態での腎機能（CKD 分類）

ステージ 1 GFR≧90	ステージ 2 GFR 60〜89	ステージ 3a GFR 45〜59	ステージ 3b GFR 30〜44	ステージ 4 GFR 15〜29	ステージ 5 GFR ≦15	ステージ 5D 透析療法中

図 6.2　腎障害の区分

腎障害は，その発症原因によって疾患名が付けられているが，その疾患名ごとに治療（栄養療法も同様）するというよりも，腎障害の病態に応じて行うため，さまざまな視点から区分されている．炎症の期間，状態，場所などで分けることができる（図6.2）．さらに近年，腎障害発症と生活習慣との関連が指摘され，腎機能障害を早期から予防・治療することで人工透析に至る患者を減らすことを目的に慢性腎臓病（CKD）という概念が導入された．慢性期の栄養療法は疾患名に関係なく腎機能レベルによって栄養量を設定するので，栄養療法についてはCKDに集約した．ただし，栄養療法がこれと異なるネフローゼ症候群，糖尿病腎症，人工透析は別に述べる．

6.2　糸球体腎炎（腎炎症候群）

A. どんな病気か

　糸球体腎炎は，糸球体に炎症が起こり，タンパク尿や血尿がみられるもので，急性糸球体腎炎と慢性糸球体腎炎に分類される（図6.3）．

　急性糸球体腎炎は，小児の発症が多く，一般的に溶血性連鎖球菌（A群β溶血性連鎖球菌によるものが多い）による扁桃炎，咽頭炎などの上気道感染後1〜2週間で発症し，血尿，タンパク尿，浮腫，乏尿，高血圧などが出現する．多くの場合，予後は良好である．

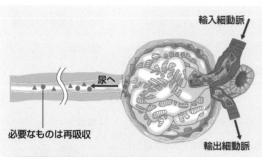

健常な糸球体

必要なもの(●)と不要なもの(▲)を濾過して分ける. その際, 一部必要なものも濾過されてしまうが再吸収される

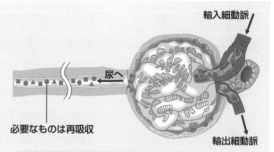

腎炎症候群(糸球体腎炎)

必要なもので濾過されないはずのもの(■)も濾過されて尿中へ

図6.3　糸球体の働きと腎炎症候群(糸球体腎炎)

　慢性糸球体腎炎は, 長期間 (1年以上) にわたりタンパク尿や血尿が持続するものをいい, 急性から移行するものもあるが自覚症状に乏しく, 多くは原因が不明であり免疫反応の異常によるものと考えられている. 病型は病理学的に, 微小変化型, 巣状糸球体硬化症, IgA腎症, 膜性腎症などに分類されるが, IgA腎症が最も多い. 以下, 慢性糸球体腎炎の評価, 栄養量と食事については, p.99慢性腎臓病参照.

B.　どうやって評価するか (栄養アセスメント)

①尿量, 浮腫, 血圧：急性糸球体腎炎の場合, 急性期 (乏尿期・利尿期) は尿量が著しく低下し浮腫や高血圧がみられる. 回復期・治癒期は尿量が回復し, 浮腫や高血圧が軽快する. そのため, 尿量, 浮腫, 血圧のモニタリングにより, 病期に対応したタンパク質, 食塩, 水分管理を行う. 急性期の管理は慢性糸球体腎炎への移行を防ぐためにも重要である.

②血尿, タンパク尿：採取した尿に浸すだけの試験紙で評価できる. 通常は尿中にほとんど排泄されないが, 機能異常によって漏れ出てくる. タンパク尿を定量するために24時間蓄尿を行う場合もある.

③血中尿素窒素 (BUN), 血清クレアチニン (Cr), 血清カリウム (K)：腎機能の低下により上昇する. 電解質であるKの上昇があれば, カリウム制限を行う.

④糸球体濾過量 (GFR)：慢性糸球体腎炎で, 60 mL/分/1.73 m^{2}以下に低下し病態の進行を認める場合には, CKDステージによる食事療法基準 (表6.4参照) に準ずる.

⑤飲水量：急性期などで浮腫による体重増加がみられる場合にはチェックする.

C.　どれくらいの栄養量が必要か (栄養素の付加や制限)

　急性糸球体腎炎の食事療法基準(表6.2)による.

表6.2 急性糸球体腎炎の食事療法基準

* 高齢者，肥満者に対してはエネルギーの増減を考慮する

		総エネルギー（kcal/kg 標準体重 / 日）	タンパク質（g/kg標準体重 / 日）	食塩 (g/ 日)	カリウム	水分
急性期	乏尿期	35*	0.5	0 ～ 3	5.5 mEq/L 以上の時は制限する	前日尿量＋不感蒸泄量
	利尿期					
回復期および治癒期		35*	1.0	3 ～ 6	制限せず	制限せず

①エネルギー：35 kcal/kg標準体重

　タンパク質制限のため，十分なエネルギーを確保することが重要である．ただし，高齢者・肥満者に対してはエネルギーの減量を考慮する．

②タンパク質：0.5 ～ 1.0 g/kg標準体重

　急性期（乏尿期・利尿期）は高度の腎機能低下によりタンパク質の代謝産物である尿毒素の排泄ができないため，0.5 g/kg標準体重とする．

　回復期および治癒期は過剰摂取に注意し，1.0 g/kg/日とする．

　慢性糸球体腎炎は慢性腎臓病(CKD)に準じて制限する(表6.4参照)．

③食塩：0 ～ 6 g/ 日とし，急性期（乏尿期・利尿期）の乏尿期は無塩（0 g/日），利尿期は3 g以下とする．回復期および治癒期には尿量に応じて3 ～ 6 gとする．

④カリウム：高カリウム血症(血清カリウム値5.5 mEq/L以上)がある場合に制限する．

⑤水分：急性期(乏尿期・利尿期)は前日尿量＋不感蒸泄量に制限する．

　尿量により制限を考慮し，腎機能の低下により慢性腎臓病(CKD)に準ずる(表6.4参照)．

D. どんな食事か（食事療法の内容）

①十分なエネルギー補給：エネルギー不足は，体タンパク質の分解・消耗（異化）を亢進させるため，十分なエネルギーを補給する(35 kcal/kg標準体重)．

　タンパク質制限のため，エネルギー源として炭水化物，脂質の多い食品を選ぶ．

②タンパク質制限：アミノ酸スコアの高い魚介類・肉類・卵類を中心に選び，食塩，添加物を含む加工食品は避ける．低タンパク質に調整された治療用特殊食品の使用も効果的である．症状の軽減とともに，制限は緩和されるが，過剰摂取にならないように注意する．

③食塩・水分制限：乏尿で浮腫がみられる急性期には，病態に応じて食塩0 ～ 3 gの食事となる．無塩は実質的には困難であるが，味付けに使用する調味料や加工品だけでなく，生の食材の食塩含有量にも注意が必要である．特別用途食品の「減塩しょうゆ」など，治療用特殊食品を利用するのもよい．水分制限が必要な場合は，飲水量だけでなく水分の多い食品(豆腐, 野菜類, 果物類)や, 汁物, 鍋物, めん類, 粥などの調理を控える．また，調理法では煮物や蒸し物は控え，揚げ物や焼き物，炒め物を多用する．

④カリウム制限：タンパク質を制限することでカリウムの制限にもなるが，カリウムを多く含む食品（生野菜や果物など）の摂取は少量にする．

6.3　腎不全

A.　どんな病気か

　腎不全とは，腎機能の低下により体液の恒常性が維持できなくなった状態をいい，急速に腎障害が進行して短期日で腎不全状態に陥る**急性腎不全**と，慢性の腎疾患が徐々に悪化，進行して腎不全に至る**慢性腎不全**に分けられる．

　急性腎不全は，急激な腎機能の低下により老廃物の排泄，電解質，体液量などの異常をきたす症候群であり，乏尿や無尿の症状が多い．発病の原因によって，
①腎前性：腎臓そのものに異常はないが腎血流量が著しく低下することが原因となる（大量出血，心不全，脱水，ショック状態など）
②腎性：腎臓そのものの病変によるもの（急性糸球体腎炎，腎硬化症，薬剤や毒性物質による尿細管障害など）
③腎後性：尿路の閉塞によるもの（腫瘍，前立腺肥大，尿路結石など）
に分類される．多くの場合，適切な処置を行えば回復が可能な可逆性の疾患であるため，近年，**急性腎障害**（acute kidney injury：AKI）という病名を用いることが多くなっている．

　慢性腎不全は，各種慢性腎疾患が徐々に進行して腎臓の機能が著しく低下した状態をいう．ほとんどの腎疾患において慢性腎不全に移行する可能性があるが，糖尿病腎症からが最も多く，慢性糸球体腎炎，腎硬化症の順に多い．不可逆的で腎機能が回復することはなく，年月の経過とともに，さまざまな全身的な症状を呈するようになり，尿毒症症状が出現する終末期には透析療法へと移行する．慢性腎不全は慢性腎臓病の重症度分類（p.100，表6.3参照）でステージG4・G5にあたり，**慢性腎臓病**（CKD）と標記されることが多い．以下，慢性腎不全の評価，栄養量と食事については，p.99慢性腎臓病参照．

B.　どうやって評価するか（栄養アセスメント）

a.　急性腎不全
①尿量：尿量の変化により病期は，(1)乏尿期，(2)利尿期，(3)回復期に分かれる．病期により，適切なタンパク質，食塩，水分の制限を行う．
②糸球体濾過量（GFR），血中尿素窒素（BUN），血清クレアチニン（Cr），カリウム（K）：(1)乏尿期（ほぼ無尿）にはGFRは低下し，窒素代謝産物が体内に蓄積す

ることにより，BUN，Cr，Kが上昇し，尿毒症症状がみられる．（2）利尿期にはGFRの回復はみられるものの，多尿となり電解質の尿中排泄が増加するため，脱水に注意する．（3）回復期のGFRの回復およびBUNの低下は緩やかである．タンパク質制限などの食事制限が長期になるため，エネルギー不足によるBUN，Kの上昇（異化亢進のため）に注意する．

C. どれくらいの栄養量が必要か（栄養素の付加や制限）

a. 急性腎不全

①エネルギー：35 kcal/kg標準体重の十分なエネルギーを補給する．

②タンパク質：乏尿期：0.6 g/kg標準体重，利尿期：1.0 g/kg標準体重

乏尿期は窒素代謝産物の排泄が障害され体内に貯留するため，厳格な制限が必要となる．利尿期では制限は緩やかになるが，過剰摂取に注意する．

③食塩：0〜6 g/日，乏尿期では無塩とする．利尿や浮腫，高血圧の程度に応じて調整する．

④水分：前日尿量＋500 mLに制限する．

⑤カリウム：血清カリウム値5.5 mEq/L以上であればカリウムを制限する．

D. どんな食事か（食事療法の内容）

a. 急性腎不全

①発症後から回復までの病態変化が著しいため，状況に応じて食事療法の方針も柔軟に変更すべきである．急性期の消化器症状が強い場合には，静脈栄養法により管理することとなる．

6.4 慢性腎臓病（CKD）

A. どんな病気か

慢性腎臓病（chronic kidney disease：CKD）は，尿異常，画像診断，血液，病理で腎障害の存在が明らかであり，特に0.15 g/gCr以上のタンパク尿（30 mg/gCr以上のアルブミン尿）が存在するもの，もしくはGFR60 mL/分/1.73 m^{2}未満の腎機能低下が3か月以上持続するものと定義される．腎障害は，尿異常にはじまる腎機能低下が軽度のうちから慢性的に進行し，末期腎不全に至ることから，早期に診断し治療することの重要性が認識されており，糸球体濾過量（GFR），タンパク尿，原疾患を合わせたCKDの重症度分類(表6.3)により評価される．

原疾患	タンパク尿区分		A1	A2	A3
糖尿病	尿アルブミン定量（mg/日）尿アルブミン/Cr比（mg/gCr）		正常	微量アルブミン尿	顕性アルブミン尿
			30未満	30〜299	300以上
高血圧，腎炎，多発性嚢胞腎，移植腎，不明，その他	尿タンパク定量（g/日）尿タンパク/Cr比（g/gCr）		正常	軽度タンパク尿	高度タンパク尿
			0.15未満	0.15〜0.49	0.50以上
GFR区分（mL/分/1.73m²）	G1	正常または高値	≧90		
	G2	正常または軽度低下	60〜89		
	G3a	軽度〜中等度低下	45〜59		
	G3b	中等度〜高度低下	30〜44		
	G4	高度低下	15〜29		
	G5	末期腎不全（ESKD）	<15		

表6.3 慢性腎臓病（CKD）の重症度分類

重症度は原疾患・GFR区分・タンパク尿区分を合わせたステージにより評価する．CKDの重症度は死亡，末期腎不全，心血管死亡発症のリスクを　　　のステージを基準に，　　　　の順にステージが上昇するほどリスクは上昇する．

B. どうやって評価するか（栄養アセスメント）

①糸球体濾過量（GFR），タンパク尿，原疾患：CKDの重症度分類（表6.3）のステージに基づいて診断し，エネルギー，タンパク質，食塩，カリウム，水分などの適切な制限を行う．CKDの重症度は原因（C），腎機能（G），タンパク尿（A）によるCGA分類で評価する．たとえば，糖尿病G2A3や，慢性腎炎G3bA1のように表記する．

②血清クレアチニン（Cr），血中尿素窒素（BUN）：タンパク質制限を実施している場合には，摂取量の評価としてBUN/Cr比を用いる．10以上であれば，タンパク質過剰摂取やエネルギー摂取不足が疑われる．Crは食事の影響を受けないが，BUNは食事の影響を受ける．

③カリウム（K），リン（P）：腎機能の低下に伴って，高カリウム血症や高リン血症のリスクが高くなることから，血液検査結果と服薬状況により制限が必要か判断する．

④体重，尿量，飲水量：腎機能の低下に伴って，尿量が減少し水分の貯留が起こり，浮腫，高血圧を招く．水分過剰摂取による体重増加があれば，水分の制限が必要となるため，尿量や飲水量をチェックする．

⑤血清総タンパク質（TP），血清アルブミン（Alb），血清コレステロール（TC），身体計測：長期のタンパク質制限などの多くの制限によって，十分な摂取量が確保できず，体脂肪や体タンパク質の消耗が起こり，低栄養状態となる可能性があるため，食事摂取量の調査とともに，その評価を行う．

C. どれくらいの栄養量が必要か（栄養素の付加や制限）

GFRのステージで区分された慢性腎臓病（CKD）に対する食事療法基準2014（表6.4）に基づき決定する．なお，透析療法中の患者については維持透析患者の食事療法基準（p.115，表6.12）を使用する．

表 6.4 CKD ステージによる食事療法基準
エネルギーや栄養素は，適正な量を設定するために，合併する疾患（糖尿病，肥満など）のガイドラインなどを参照して病態に応じて調整する．性別，年齢，身体活動度などにより異なる．
体重は基本的に標準体重（BMI ＝ 22）を用いる．

ステージ（GFR）	エネルギー（kcal/kg 標準体重/日）	タンパク質（g/kg 標準体重/日）	食塩（g/日）	カリウム（mg/日）
ステージ 1（GFR ≧ 90）	25 ～ 35	過剰な摂取をしない	3 ≦ ＜ 6	制限なし
ステージ 2（GFR60 ～ 89）		過剰な摂取をしない		制限なし
ステージ 3a（GFR45 ～ 59）		0.8 ～ 1.0		制限なし
ステージ 3b（GFR30 ～ 44）		0.6 ～ 0.8		≦ 2,000
ステージ 4（GFR15 ～ 29）		0.6 ～ 0.8		≦ 1,500
ステージ 5（GFR ＜ 15）		0.6 ～ 0.8		≦ 1,500
5D（透析療法中）	別表（表 6.12）			

①エネルギー：性，年齢，身体活動レベルなどを考慮し，25 ～ 35 kcal/kg 標準体重として，体格や病態に応じて目標とすべき体重を維持する．タンパク質制限がある場合には，窒素バランスが負にならないように十分なエネルギーを確保する．

②タンパク質：ステージG1 ～ G2では過剰な摂取を避ける（1.3 g/kg 標準体重を超えないこと）．G3aでは0.8 ～ 1.0 g/kg 標準体重，G3b以降は0.6 ～ 0.8 g/kg 標準体重の制限が必要となる．G4およびG5において，タンパク質制限は腎機能低下の進行を抑制し，透析療法（腹膜・血液）や腎移植などの腎代替療法への移行を遅らせる効果がある．

③食塩：ステージにかかわらず3 g以上6 g/日未満とする．低ナトリウム血症のリスクを考慮して3 g/日未満の制限は推奨されない（G4 ～ G5で体液過剰がみられる場合を除く）．G1 ～ G2で高血圧や浮腫を伴わない場合には，過剰摂取を避け日本人の食事摂取基準の目標量としてもよい．

④水分：尿の排泄障害がない場合には制限の必要はない．腎機能が低下している場合の水分過剰摂取，または極端な制限は行うべきではない．透析療法中は，水分はできるだけ少なくする．

⑤カリウム：ステージG1 ～ G3aまでは制限しない．G3bでは2,000 mg/日以下に，G4 ～ G5では1,500 mg/日以下に制限する．腎症が進行すると，カリウムが尿中へ排泄されにくくなり，血中カリウム濃度が高くなることが多い．高カリウム血症は不整脈や心停止のリスクが高くなるため制限する．

⑥リン：リンはタンパク質摂取量と強い相関関係にあることから，タンパク質制限が行われている場合には，同時にリンの制限にもなることを考慮し，基準は示されていない．

D. どんな食事か（食事療法の内容）

①食塩制限：新鮮な食材を選び，素材風味やうまみを利用してうす味とする．酢や柑橘類の酸味や，香味野菜，香辛料を適宜利用し，味に変化をつけるとよい．また，食欲を維持するため，味を1～2品に集中させ，メリハリをつける．練り製品・加工食品や漬物・佃煮などの使用や，汁物・麺類などの献立は減塩を困難にするので控える．また，低ナトリウム調味料などの治療用特殊食品を使用するのもよい．しかし，塩化ナトリウムの代わりに塩化カリウムを用いた減塩調味料は，カリウム制限を行っている患者には利用できない．

②タンパク質制限：アミノ酸スコアの高い動物性食品（魚介類・肉類・卵類）から60％以上を摂取する．ハム，ソーセージなどの食肉加工品，ちくわ，かまぼこなどの練り製品は食塩制限のことを考えてできるだけ控える．主食で低タンパクに調整された治療用特殊食品（米，パン，めん，もち）を利用すると，副食に使用できるタンパク質源食品の選択の幅が広がり，量・質ともに充実した食事となる．

③十分なエネルギーの補給：タンパク質制限のため，炭水化物，脂質からエネルギーを十分に補給する．低タンパク質に調整された米飯・パン・めんなどを利用し，エネルギー源を確保する．また，はるさめやくずきりなどのようなデンプン製品を料理に取り入れ，揚げ物や炒め物，マヨネーズあえ，ドレッシングサラダなど，油を多く使った料理を加える．速やかに消化・吸収され，エネルギーになりやすい中鎖脂肪酸（MCT）を，利用しやすい形に加工した製品（オイル，粉末，おやつなど）を利用するのもよい．低甘味ブドウ糖重合体製品（粉あめ）は，甘味が少ないので，一度に高エネルギー摂取が可能である．

④カリウム制限：食品中のタンパク質とカリウムの含有量は相関関係にあることから，タンパク質制限を行うことで自然とカリウム制限にもなるが，いも類，野菜類，きのこ類，海藻類，果物類などカリウムの多い食品に注意し，生野菜や果物の摂取は少量にする．カリウムが水に溶ける性質を利用して，たっぷりの水にさらすか，ゆでこぼし（食材を水から煮て，煮汁を捨てる）してから調理する．果物は缶詰を利用するのもよい．

⑤腎臓病食品交換表の活用：糖尿病食品交換表が80 kcalを1単位とするのに対し，タンパク質3gを1単位として表記されている．食品中に含まれるタンパク質の量を簡単に確認でき，タンパク質制限と十分なエネルギーの確保のための献立作成がしやすいように工夫されたもので，患者の栄養指導媒体としても用いられている（表6.5）．

⑥慢性腎不全のための献立例を表6.6に示す．

表 6.5　腎臓病の食品交換表

		食品分類		単位	タンパク質（g）	1単位の平均エネルギー（kcal）
タンパク質を含む食品	表1	主食	ごはん，粉，パン，めん，その他	1	3	150
	表2	副食 デザート	果実，種実，いも	1	3	150
	表3	副食 付け合わせ	野菜	1	3	50
	表4	メインとなる副食（主菜）	魚介，水産練り製品，肉，卵，豆，豆製品，乳，乳製品	1	3	30
タンパク質を含まない食品	表5	エネルギー源となる食品	砂糖，甘味品，ジャム，ジュース類，嗜好飲料，デンプン	—	—	不足エネルギーを補う
	表6	エネルギー源となる食品	油，その他	—	—	

別表1〜5	別表1　きのこ，海藻，こんにゃく 別表2　嗜好飲料＜アルコール飲料＞＜茶，コーヒーほか＞ 別表3　菓子 別表4　調味料 別表5　調理加工食品
治療用特殊食品	エネルギー調整食品，タンパク質調整食品，食塩調整食品，リン調整食品

表 6.6　慢性腎不全のための献立例（1,800 kcal，タンパク質 30 g，カリウム 1,500 mg，食塩相当量 4.0 g）

		料理・食品名	可食部（g）	エネルギー（kcal）	タンパク質（g）	脂質（g）	カリウム（mg）	リン（mg）	食塩相当量（g）
朝食	ごはん	低タンパクごはん	180	300	0.1	0.9	0	22	0
	含め煮	凍り豆腐 乾	10	50	5.0	3.2	3	82	0
		たけのこ 水煮缶詰	50	11	1.0	0.1	39	19	0
		にんじん	10	3	0.1	0.0	27	3	0
		かつおだし	100	2	0.2	Tr	29	18	0
		上白糖	2	8	0.0	0.0	0	Tr	0
		みりん	3	7	0.0	Tr	0	0	0
		うすくちしょうゆ（低塩）	5	4	0.3	Tr	17	7	0.6
	こまつなのピーナッツあえ	こまつな	40	5	0.5	0.1	200	18	0
		ピーナッツバター	5	30	1.0	2.4	33	19	0
		上白糖	1	4	0.0	0.0	0	Tr	0
		こいくちしょうゆ（減塩）	1	1	0.1	0.0	3	2	0.1
		かつおだし	5	0	0.0	Tr	1	1	0
	果物	パインアップル 缶詰	20	15	0.1	0.0	24	1	0
昼食	うどん焼き	低タンパクうどん	100	310	0.3	0.2	7	18	0.5
		ぶた ロース 脂身つき	30	74	5.2	5.6	93	54	0
		キャベツ	40	8	0.4	0.0	80	11	0
		りょくとうもやし	30	5	0.4	0.0	21	8	0
		にんじん	20	6	0.1	0.0	54	5	0
		葉ねぎ	5	1	0.1	0.0	13	2	0
		こしょう 黒 粉	0.01	0	0.0	0.0	0	0	0
		中濃ソース	15	19	0.1	Tr	32	2	1
		調合油	10	89	0.0	9.7	Tr	Tr	0

（つづく）

表 6.6（つづき）

昼食	なすのごまあえ	なす	50	9	0.4	Tr	110	15	0
		ごま いり	2	12	0.4	1.0	8	11	0
		かつおだし	8	0	0.0	Tr	2	1	0
		こいくちしょうゆ（減塩）	3	2	0.2	0.0	8	5	0.2
		みりん	2	5	0.0	Tr	0	0	0
	デザート	治療用特殊食品ゼリー	83	150	0.0	0.0	11	2	0
夕食	ごはん	低タンパクごはん	180	252	0.2	0.4	5	9	0
	白身魚の唐揚げ野菜あんかけ	メルルーサ	60	44	8.8	0.3	192	90	0
		じゃがいもでん粉	5	17	0.0	0.0	2	2	0
		西洋かぼちゃ	30	23	0.4	0.1	135	13	0
		調合油	8	71	0.0	7.8	Tr	Tr	0
		たまねぎ	30	10	0.2	Tr	45	9	0
		にんじん	10	3	0.1	0.0	27	3	0
		さやいんげん	10	2	0.1	0.0	26	4	0
		生しいたけ	10	3	0.2	0.0	29	9	0
		しょうが	2	1	0.0	0.0	5	1	0
		かつおだし	70	1	0.1	Tr	20	13	0
		上白糖	2	8	0.0	0.0	0	Tr	0
		こいくちしょうゆ（減塩）	5	3	0.3	Tr	13	9	0.4
		料理酒	3	3	0.0	0.0	0	0	0
		みりん	3	7	0.0	Tr	0	0	0
		じゃがいもでん粉	2	7	0.0	0.0	1	1	0
	はるさめサラダ	緑豆はるさめ 乾	10	34	0.0	0.0	1	1	0
		きゅうり	20	3	0.1	Tr	40	7	0
		鶏卵	25	36	2.8	2.3	33	43	0.1
		調合油	1	9	0.0	1.0	Tr	Tr	0
		マヨネーズ 全卵型	10	67	0.1	7.3	1	3	0
		こしょう 黒 粉	0.01	0	0.0	0.0	0	0	0
	甘酢あえ	かぶ	30	6	0.2	0.0	75	8	0
		切りみつば	2	0	0.0	0.0	13	1	0
		穀物酢	7	2	0.0	0.0	0	0	0
		食塩	0.3	0	0.0	0.0	0	0	0
		上白糖	3	12	0.0	0.0	0	Tr	0
	果物	もも 缶詰 白肉種	30	25	0.1	0.0	24	3	0
	合計			1,779	29.7	42.4	1,502	555	2.9

6. 腎疾患

6.5 ネフローゼ症候群

A. どんな病気か

ネフローゼ症候群は，単一の疾患ではなく，何らかの原因で糸球体が障害され多量のタンパク尿を伴う低タンパク質血症に浮腫，脂質異常症（高LDLコレステロール血症）を認める一群の腎疾患であり，その診断基準を表6.7に示す.

表6.7 成人ネフローゼ症候群の診断基準

①タンパク尿：3.5 g/日以上が持続する（随時尿で尿タンパク/尿クレアチニン比 3.5 g/gCr 以上）
②低アルブミン血症：血清アルブミン値 3.0 g/dL 以下（血清総タンパク質量 6.0 g/dL 以下）
③浮腫
④脂質異常症（高 LDL コレステロール血症）

表6.7 成人ネフローゼ症候群の診断基準
1) ①と②の両所見を認めることが必須条件である．　2) ③は必須条件ではないが重要な所見である．　3) ④は必須条件ではない．　4) 尿沈査で，卵円形脂肪体の存在は診断の参考となる.
［平成22年度厚生労働省難治性疾患対策進行性腎障害に関する調査研究班］

ネフローゼ症候群は，原発性の糸球体疾患を原因とする**一次性ネフローゼ症候群**（微小変化型ネフローゼ症候群，巣状糸球体硬化症，膜性腎症，膜性増殖性糸球体腎炎など）と，腎臓以外の疾患により糸球体疾患が引き起こされた**二次性ネフローゼ症候群**（糖尿病腎症，アミロイドーシス，全身性エリテマトーデスに伴うループス腎炎など）に分類される．一次性ネフローゼ症候群が多数を占め，小児では**微小変化型ネフローゼ**が，中高年層では膜性腎症が原因疾患として挙げられる．おもな症状は浮腫であり，顔面や足，腕に起こるが，重症例では腹水や胸水を伴う．そのため，全身倦怠感，食欲不振，乏尿などを訴える.

B. どうやって評価するか（栄養アセスメント）

①尿タンパク：多量の尿タンパクが特徴であるため，尿量とともにモニタリングし，腎障害の状態を把握する.

②血清アルブミン（Alb），血清総タンパク質（TP）：尿中へ多量のタンパク質を漏出するため，低アルブミン血症，低タンパク質血症をきたす．尿タンパクとともに，これらの値を評価して治療の効果をみる.

③浮腫：低アルブミン血症による浮腫が代表的な症状としてみられる.

④LDLコレステロール：しばしば増加するが，食事性によるものではなく，血清アルブミンや尿タンパクの改善とともに脂質異常も改善されることから，積極的なコレステロールの制限は行わない.

⑤体重：浮腫による体重の増減など，経日的にモニタリングを行う．浮腫がない場合でも，ステロイド療法による過剰摂取から体重増加していないか確認する.

C. どれくらいの栄養量が必要か（栄養素の付加や制限）

食事療法は，微小変化型ネフローゼ症候群とほかのネフローゼ症候群とで異なる（表6.8）.

	総エネルギー (kcal/kg 標準体重／日)	タンパク質 (g/kg 標準体重／日)	食塩 (g/ 日)	カリウム	水分
微小変化型ネフローゼ以外	35	0.8	3〜6	血清カリウム値により増減	制限せず＊
治療反応性良好な微小変化型ネフローゼ	35	1.0〜1.1	3〜6	血清カリウム値により増減	制限せず＊

表6.8 ネフローゼ症候群の食事基準
＊ 高度の難治性浮腫の場合には水分制限を要する場合もある

①エネルギー：（共通）35 kcal/kg 標準体重

窒素バランスを保つためにも，エネルギーは不足することのないよう十分に補給する．ステロイド療法時や糖尿病，肥満を合併している場合には，血糖値や体重変化を考慮する（25〜35 kcal/kg標準体重）.

②タンパク質：微小変化型ネフローゼ以外：0.8 g/kg 標準体重
　　　　　　　　微小変化型ネフローゼ：1.0〜1.1 g/kg 標準体重

尿中タンパク量を低下させるために，軽度のタンパク質制限が必要である.

③食塩：微小変化型ネフローゼ以外：3〜6 g/日
　　　　微小変化型ネフローゼ：3〜6 g/日

食塩制限は浮腫軽減および腎保護作用に有効である．わが国の食生活を考慮し6 g/日以下程度とするのが現実的であるが，浮腫がみられる場合には状態に応じた制限が望ましい.

④カリウム：血清カリウム値により増減するが，高カリウム血症がみられることはほとんどない.

⑤水分：前日尿量＋500 mL（不感蒸泄量−代謝水）

高度の難治性浮腫以外，制限は不要であるとされているが，浮腫を増悪させないための水分量の目安となる.

⑥ビタミン：小児の場合，ビタミンB群，C，Dの血中濃度低下による合併症の報告があることから，必要に応じてビタミン製剤の補充を行う.

D. どんな食事か（食事療法の内容）

①十分なエネルギー補給：タンパク質制限のため，炭水化物，脂質からエネルギーを十分に補給する．脂質異常症を伴う場合には，動物性脂肪はタンパク質源のみとし，調理には植物油を使用する．揚げ物や炒め物でエネルギーアップをはかる.

②タンパク質制限：加工食品は避け，魚介類，肉類，卵類，豆類をバランスよく

摂取する.

③食塩制限：厳格な減塩が必要な場合は，一般調味料だけでは難しいため，「減塩しょうゆ」などの治療用特殊食品の利用が有効である.

④ネフローゼ症候群のための献立例を表6.9に示す.

表6.9 ネフローゼのための献立例（1,800 kcal，タンパク質50 g，食塩相当量6 g）

		料理・食品名	可食部 (g)	エネルギー (kcal)	タンパク質 (g)	脂質 (g)	食塩相当量 (g)
朝食	ごはん	精白米 うるち米	180	281	3.6	0.4	0
	野菜の卵とじ	鶏卵	50	71	5.7	4.7	0.2
		じゃがいも	50	30	0.7	Tr	0
		たまねぎ	30	10	0.2	Tr	0
		さやえんどう	10	4	0.2	0	0
		かつおだし	100	2	0.2	Tr	0.1
		上白糖	2	8	0	0	0
		みりん	2	5	0	Tr	0
		うすくちしょうゆ	5	3	0.2	0	0.8
	おかかあえ	りょくとうもやし	30	5	0.4	0	0
		きゅうり	20	3	0.1	Tr	0
		かつお節	0.5	2	0.3	0	0
		ごま油	1	9	0	1	0
		こいくちしょうゆ	2	2	0.1	0	0.3
		ごま いり	1	6	0.2	0.5	0
	味付けのり	あまのり 味付けのり	0.5	2	0.2	0	0
	ジュース	りんご ストレートジュース	200	86	0.4	Tr	0
昼食	ごはん	精白米 うるち米	180	281	3.6	0.4	0
	厚揚げと野菜のみそ炒め	生揚げ	50	72	5.2	5.4	0
		乾しいたけ 乾	1	3	0.1	0	0
		キャベツ	70	15	0.6	0.1	0
		にんじん	20	6	0.1	0	0
		にら	10	2	0.1	0	0
		調合油	10	89	0	9.7	0
		しょうが	3	1	0	0	0
		とうがらし	0.1	0	0	0	0
		米みそ 淡色辛みそ	10	18	1.1	0.6	1.2
		清酒 普通酒	6	6	0	0	0
		こいくちしょうゆ	3	2	0.2	0	0
		みりん	3	7	0	Tr	0

（つづく）

昼食	かぼちゃの そぼろあん	西洋かぼちゃ	50	39	0.6	0.1	0
		にわとり ひき肉	30	51	4.4	3.3	0
		グリンピース 冷凍	2	2	0.1	0	0
		しょうが	2	1	0	0	0
		上白糖	2	8	0	0	0
		清酒 普通酒	2	2	0	0	0
		みりん	2	5	0	Tr	0
		うすくちしょうゆ	4	2	0.2	0	1
		じゃがいもでん粉	2	7	0	0	0
		かつおだし	40	1	0.1	Tr	0
	果物	パインアップル	50	27	0.2	0.1	0
夕食	ごはん	精白米 うるち米	180	281	3.6	0.4	0
	さけの マヨネーズ焼き	しろさけ	60	74	11.3	2.2	0.1
		食塩	0.5	0	0	0	0.5
		こしょう 黒 粉	0.01	0	0	0	0
		たまねぎ	30	10	0.2	Tr	0
		マヨネーズ 全卵型	10	67	0.1	7.3	0.2
		パセリ	2	1	0.1	0	0
		パン粉	2	7	0.2	0.1	0
		ブロッコリー	20	7	0.8	0.1	0
		赤色トマト	15	3	0.1	0	0
	チンゲンサイと きのこのソテー	チンゲンサイ	40	4	0.3	0	0
		ぶなしめじ	15	4	0.2	0	0
		固形ブイヨン	1.5	3	0.1	0.1	0.6
		調合油	5	44	0	4.9	0
	なます	だいこん	40	6	0.1	Tr	0
		にんじん	10	3	0.1	0	0
		穀物酢	6	2	0	0	0
		上白糖	3	12	0	0	0
		食塩	0.5	0	0	0	0.5
		ごま いり	1	6	0.2	0.5	0
	デザート	オレンジ ネーブル	50	24	0.3	0.1	0
		MCT カップゼリー	25	53	0	0.7	0
合計				1,787	46.8	42.7	5.5

6.6 糖尿病腎症

A. どんな病気か

糖尿病腎症は，糖尿病の罹患が長期化し，高血糖および高血圧の状態が持続することで，細小血管である腎糸球体に硬化性の病変が生じる疾患であり，糖尿病の三大合併症（腎症，網膜症，神経障害）の一つである．**微量アルブミン尿**の出現に始まり，持続性タンパク尿の進行とともにネフローゼ症状や腎機能低下を認め，徐々に慢性腎不全へと移行する．透析導入原因疾患の第1位であり，透析導入後の予後は，ほかの腎疾患に比べて悪い．尿タンパク（アルブミン）排泄量と糸球体濾過量（GFR）により糖尿病腎症の病期は5段階に分類される（表6.10）．

表6.10 糖尿病腎症の病期分類および食事療法基準
「糖尿病治療ガイド2018-2019」のp.86「糖尿病腎症病期分類」およびp.88-89「糖尿病性腎症生活指導基準」に基づいて作成．「糖尿病治療ガイド2020-2021」から食事について記載はなくなったが，参考のために提示する．

B. どうやって評価するか（栄養アセスメント）

①タンパク尿，糸球体濾過量（GFR）：糖尿病腎症の病期分類より病態を評価し，エネルギー，タンパク質，食塩，カリウムなどの適切な制限を行う．

②血糖・血圧・LDLコレステロール：腎症の進行を予防するためには厳格な管理が重要である．管理目標をHbA1c 7.0％未満，血圧130/80 mmHg，LDLコレステロール120 mg/dL未満として評価する．

③食事摂取量：持続的なタンパク尿が認められると，タンパク質制限が必要となる．糖尿病の食事療法から腎機能保護のための食事との両立，移行が困難な場合が多いため，食事摂取量調査によりタンパク質などの摂取量を確認する．

④身体計測：タンパク質制限に加え，摂取エネルギーが不足した状態が長期にわ

病期	検査値		食事			
	GFR (eGFR)（mL/分/1.73 m²）	尿アルブミン (mg/gCr) あるいは尿タンパク (g/gCr)	総エネルギー (kcal/kg標準体重/日)	タンパク質 (g/kg標準体重/日)	食塩相当量 (g/日)	カリウム (mg/日)
第1期（腎症前期）	30以上	正常アルブミン尿（30未満）	25〜30	20%エネルギー以下	高血圧があれば6 g未満	制限せず
第2期（早期腎症期）	30以上	微量アルブミン尿（30〜299）	25〜30	20%エネルギー以下	高血圧があれば6 g未満	制限せず
第3期（顕性腎症期）	30以上	顕性アルブミン尿（300以上）あるいは持続タンパク尿（0.5以上）	25〜30	0.8〜1.0	6 g未満	制限せず（高カリウム血症があれば<2,000）
第4期（腎不全期）	30未満	問わない	25〜35	0.6〜0.8	6 g未満	<1,500
第5期（透析療法期）		透析療法中	血液透析（HD）30〜35	0.9〜1.2	6 g未満	<2,000
			腹膜透析（PD）30〜35	0.9〜1.2	PD除水量(L)×7.5＋尿量(L)×5 (g)	原則制限せず

たると，体脂肪や体タンパク質の消耗が起こり，低栄養状態となる可能性があるため，食事摂取量の調査とともに，その評価を行う．

C. どれくらいの栄養量が必要か（栄養素の付加や制限）

3.4糖尿病の食事療法に準ずる．ただし，糖尿病腎症の病期分類（表6.10）に基づき，腎症の進展の度合いによりたんぱく質制限を考慮する．第5期の透析療法期（血液透析・腹膜透析）は，慢性腎臓病に対する食事療法基準2014のステージ5D透析療法中の食事療法に準ずる（p.115，表6.12参照）．

①エネルギー：第1期〜第2期では25 〜 30 kcal/kg目標体重，第3期で低タンパク質食を実施する場合には，十分な確保（30 〜 35 kcal/kg目標体重）が必要である．第4期の腎不全期では25 〜 35 kcal/kg目標体重とする．ただし，肥満是正や血糖コントロールのために適宜調整する．

②タンパク質：第1期〜第2期では糖尿病の食事療法を基本とし，上限をエネルギー摂取量の20 ％未満とすることが望ましい．第3期の顕性腎症期は0.8 〜 1.0 g/kg目標体重，第4期の腎不全期で0.6 〜 0.8 g/kg目標体重とする．腎不全期において，タンパク質制限は腎機能低下の進行を抑制し，透析療法（腹膜・血液）や腎移植などの腎代替療法への移行を遅らせる効果がある．

③食塩：第1期〜第2期では高血圧があれば6 g/日未満，第3期以降はステージにかかわらず6 g/日未満とする．

④カリウム：第1期〜第3期では制限はないが，第3期の顕性腎症期で高カリウム血症がある場合には2,000 mg/日未満の制限を行う．第4期の腎不全期では1,500 mg/日未満の制限となる．

D. どんな食事か（食事療法の内容）

①糖尿病食から腎臓食へ：病期の進行とともに，腎臓保護のための食事療法へウエイトが大きくなる．つまり，エネルギー制限重視から，タンパク質制限重視の食事療法へ移行するため，今まで控えるように意識してきた炭水化物や脂質からのエネルギー摂取を積極的に行う必要があり，糖尿病食をどのようにアレンジすればよいかの工夫が重要である．

②適正なエネルギーの補給：第1期〜第2期では，従来からの糖尿病食を基本としながら血糖や血圧のコントロールに努める．第3期以降でタンパク質を制限する場合，エネルギー源として炭水化物と脂質のエネルギー比率を増やす必要がある．炭水化物源として，グルコースやフルクトース，砂糖などの糖類は血糖を急激に上昇させるため，多糖類でありタンパク質を含まないデンプン製品（はるさめ，片栗粉，コーンスターチ，くずきりなど）を積極的に利用する．炭水化物を増やすことで血糖コントロールが乱れるようなら，薬物療法などほかの

方法でコントロールする．脂質は，効率の良いエネルギー源であるが，動脈硬化予防のためコレステロールや飽和脂肪酸の摂りすぎに注意し，不飽和脂肪酸（オレイン酸や多価不飽和脂肪酸）を増やす．

③糖尿病腎症のための食品交換表の活用：1単位＝80 kcalとして，食事の量とバランスを守るための交換表に，タンパク質の調整もできるように作られた．1単位（80 kcal）の中でもタンパク質含量に差が出る表1（穀類，いも類），表3（魚，肉，卵，大豆類），表5（油脂類）をタンパク質量に応じて細分している．

④糖尿病腎症のための献立例を表6.11に示す．

表6.11　糖尿病腎症のための献立例（1,800 kcal，タンパク質40 g，食塩相当量6 g）

		料理・食品名	可食部 (g)	エネルギー (kcal)	タンパク質 (g)	脂質 (g)	食塩相当量 (g)
朝食	パン	低タンパク質食パン	100	268	0.4	5.9	0.7
		いちご ジャム 低糖度	10	19	0	0	0
	ポテトオムレツ	鶏卵	50	71	5.7	4.7	0.2
		じゃがいも	30	18	0.4	Tr	0
		たまねぎ	30	10	0.2	Tr	0
		グリンピース 冷凍	5	4	0.2	0	0
		食塩	0.2	0	0	0	0.2
		こしょう 黒 粉	0.01	0	0	0	0
		調合油	5	44	0	4.9	0
		トマトケチャップ	10	10	0.1	0	0.3
	コールスロー サラダ	キャベツ	30	6	0.3	0	0
		にんじん	10	3	0.1	0	0
		きゅうり	10	1	0.1	Tr	0
		スイートコーン	10	9	0.3	0.1	0
		フレンチ ドレッシング	10	33	0	3.1	0.6
	果物	りんご	50	27	0.1	Tr	0
	紅茶	紅茶 浸出液	150	2	0.2	0	0
昼食	ごはん	低タンパク質ごはん	180	299	0.1	0.9	0
	鶏肉と野菜の カレー炒め	にわとり もも 皮つき	50	95	8.5	6.8	0.1
		りょくとうもやし	50	8	0.6	0.1	0
		青ピーマン	15	3	0.1	0	0
		にんじん	15	6	0.1	0	0
		調合油	5	44	0	4.9	0
		食塩	0.3	0	0	0	0.3
		上白糖	2	8	0	0	0
		カレー粉	2	7	0.2	0.2	0
	ホットサラダ	れんこん	30	20	0.4	Tr	0
		西洋かぼちゃ	30	23	0.4	0.1	0
		赤ピーマン	10	3	0.1	0	0
		オリーブ油	5	45	0	4.9	0
		レモン	5	1	0	0	0
		上白糖	2	8	0	0	0
		食塩	0.3	0	0	0	0.3

（つづく）

表6.11（つづき）

昼食	ホットサラダ	粒入りマスタード	1	2	0.1	0.2	0
		こしょう 黒 粉	0.01	0	0	0	0
	トマトスープ	赤色トマト	50	10	0.3	0.1	0
		たまねぎ りん茎 生	20	7	0.1	Tr	0
		だし類 固形ブイヨン	2	5	0.2	0.1	0.9
		こしょう 黒 粉	0.01	0	0	0	0
		水	120	−	−	−	−
	デザート	治療用特殊食品（MCT入りゼリー）	25	53	0	0	0
夕食	ごはん	精白米 うるち米	180	281	3.6	0.4	0
	あじの南蛮漬	まあじ 皮つき	60	67	10.1	2.1	0.2
		じゃがいもでん粉	3	10	0	0	0
		調合油	10	89	0	9.7	0
		たまねぎ	30	10	0.2	Tr	0
		にんじん	15	5	0.1	0	0
		穀物酢	15	4	0	0	0
		上白糖	5	20	0	0	0
		こいくちしょうゆ	5	4	0.3	0	0.7
		ごま油	1	9	0	1	0
		とうがらし 粉	0.1	0	0	0	0
	炊き合わせ	がんもどき	17	38	2.6	2.9	0.1
		なす	50	9	0.4	Tr	0
		さといも	20	11	0.2	0	0
		にんじん	10	3	0.1	0	0
		さやえんどう	5	2	0.1	0	0
		かつおだし	70	1	0.1	Tr	0.1
		上白糖	3	12	0	0	0
		こいくちしょうゆ	5	4	0.3	0	0.7
	こまつなの ごまあえ	こまつな	40	5	0.5	0	0
		こいくちしょうゆ	3	2	0.2	0	0.4
		みりん	2	5	0	Tr	0
		ごま いり	2	12	0.4	1	0
合計				1,774	38.5	54.1	5.8

6.7　血液透析・腹膜透析

A. どんな病気か

　人口透析は，慢性腎臓病（CKD）から末期腎不全になり，食事療法や薬物療法では生命維持が困難な場合に必要となる腎代替療法であり，**血液透析**（HD）と**腹膜透析**（PD）がある（図6.4）.

a. 血液透析（hemodialysis：HD）

　血液を体外に循環させ，ダイアライザーといわれる人工透析膜に血液を通し，

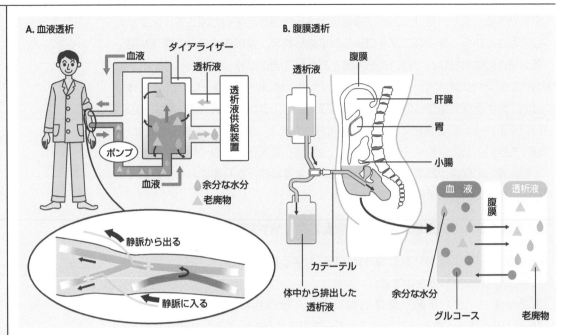

A. 血液透析

血液
ダイアライザー
透析液
透析液供給装置
ポンプ
血液
余分な水分
老廃物

静脈から出る
静脈に入る

B. 腹膜透析

透析液
腹膜
肝臓
胃
小腸

カテーテル
体中から排出した透析液
余分な水分
グルコース

血液
腹膜
透析液
老廃物

図6.4　人工透析

血液中から老廃物や尿毒素，水分を除去した後に再び体内に戻す血液浄化療法である．通常1回4時間の血液透析を週3回実施することが多い．

b．腹膜透析（peritoneal dialysis：PD）

　腹腔内にある半透膜の性質をもつ腹膜を透析膜として利用するもので，腹腔内に透析液を一定時間入れておき，腹膜を介して腹腔内に移動した血液中の老廃物や余分な水分を含んだ透析液を体外に出すことで血液を浄化する透析法である．

　近年，連続携行式腹膜透析（continuous ambulatory peritoneal dialysis：CAPD）といい，患者自身が自分のスケジュールにあわせて自宅や職場で，1日数回の透析液の交換を行い24時間連続して透析を行うことが可能な血液浄化法が行われている．

B．どうやって評価するか（栄養アセスメント）

①体重増加量：HDでは透析終了後の体重，ドライウエイト（DW）を基準とし，透析前の体重増加が透析間1日で3％，2日で5％以内であるか，またPDでは廃液終了後の体重変化で体重増加量を評価する．増加量が多い場合には，水分と食塩の過剰摂取が考えられる．無尿患者の場合は特に，体重管理が困難となるため注意が必要である．

②血中尿素窒素（BUN）：透析によって老廃物が除去されているかの指標とされる．また，透析前血中尿素窒素高値でタンパク質の過剰摂取を疑う．

③カリウム（K），リン（P）：高カリウム血症は心停止など突然死のリスクファクターとなるため，管理は重要である．一方，PDでは低カリウム血症に注意が

必要である．また，高リン血症では骨ミネラル代謝異常を引き起こすリスクが高まることから，適正なコントロールが求められる．食事療法のみの管理が困難な場合にはカリウム，リンとも服薬とあわせて管理する．

④血清総タンパク質（TP），血清アルブミン（Alb），総コレステロール（TC），身体計測：腎不全保存期からのタンパク質制限により，タンパク質やエネルギーの摂取不足から低栄養状態に陥っている可能性がある．さらに，透析患者では，慢性炎症によるエネルギー代謝亢進や，タンパク質異化，筋肉・体脂肪の減少と動脈硬化の関連が問題となっているため，栄養指標とされるこれらの評価を行い，低栄養状態の予防・改善をはかる．

C. どれくらいの栄養量が必要か（栄養素の付加や制限）

GFRのステージで区分された慢性腎臓病に対する食事療法基準2014のステージ5D（表6.12）に基づき決定する．

①エネルギー：性，年齢，身体活動レベル，合併症などを考慮し，30〜35 kcal/kg標準体重として，エネルギー摂取不足がないように体重変化などを観察しながら設定する．PDでは，透析液からのエネルギー分を差し引く．

②タンパク質：腎不全保存期の厳しいタンパク質制限から透析導入によって0.9〜1.2 g/kg標準体重と緩和される．

③食塩：HDでは，6 g/日未満とするが，尿量，身体活動度，体格，栄養状態，透析間体重増加を考慮して適宜調節する．PDでは，水分の摂取量は除水量と尿量の総和に等しいことからPD除水量（L）×7.5＋尿量（L）×5（g）とする．

④水分：HDでは，無尿の患者において水分摂取量は体重増加とほぼ等しいことから，水分の摂取はできるだけ少なく，透析間2日でドライウエイトの5％以内の体重増加に抑えるのが望ましい．PDでは，PD除水量＋尿量とする．

⑤カリウム：HDでは，透析導入によりタンパク質制限が緩和されるため，それに対応してカリウムも2,000 mg/日以下とする．PDでは制限しない．しかし，いずれも一律にではなく，服薬の状況などをふまえ，血清カリウム値を確認しながら必要に応じて制限を行う．

⑥リン：タンパク質1 gあたりリンはおよそ15 mgであることから，タンパク質量（g）×15 mgとする．

D. どんな食事か（食事療法の内容）

①食塩・水分制限：第一に食塩と水分の制限が重要である．食塩と水分には密接な関係があるため，漬物や干物，加工食品など食塩の多い食品の使用量および頻度に注意し，汁物や麺類，粥や鍋物などの水分が多い献立を多用することは避ける．

表 6.12　維持透析患者の食事療法基準

＊1　体重は基本的に標準体重（BMI ＝ 22）を用いる．＊2　性別，年齢，合併症，身体活動度により異なる．＊3　尿量，身体活動度，体格，栄養状態，透析間体重増加を考慮して適宜調整する．＊4　腹膜吸収ブドウ糖からのエネルギー分を差し引く．＊5　高カリウム血症を認める場合には血液透析同様に制限する．

ステージ5D	エネルギー (kcal/kg 標準体重)	タンパク質 (g/kg 標準体重)	食塩 (g/ 日)	水分	カリウム (mg/ 日)	リン (mg/ 日)
血液透析（週 3 回）	30 〜 35 [*1,2]	0.9 〜 1.2 [*1]	< 6 [*3]	できるだけ少なく	≦ 2,000	≦タンパク質 (g) × 15
腹膜透析	30 〜 35 [*1,2,4]	0.9 〜 1.2 [*1]	PD 除水量(L) × 7.5 ＋尿量 (L) × 5	PD 除水量 ＋尿量	制限なし [*5]	≦タンパク質 (g) × 15

②カリウム制限（HD）：透析導入によってタンパク質制限は緩くなるが，それによってカリウムの制限は難しくなる．カリウムを多く含むいも類，野菜類，きのこ類などはゆでこぼしてから調理するとよい．また，生の野菜や果物の使用は少量にし，果物は缶詰を利用するのもよい．

③リン制限：リンはタンパク質摂取量と強い相関関係にあることから，タンパク質制限が行われている場合には，同時にリンの制限にもなるが，リン／タンパク質比の高い食品や食品添加物の多い製品を避けるなど食品の選び方によって，タンパク質摂取量は同程度でもリン摂取量を少なくすることもできる．リン／タンパク質比が高い食品としては牛乳・乳製品や小魚，ナッツ類などがある．また，加工食品（肉加工品など）や，インスタント食品などに含まれる食品添加物などにも注意が必要である．低リンミルク，だしわりしょうゆ，タンパク質調整食品など，一般市販品に比べてリン含量が1/3 〜 1/5 以下となるように調整されている治療用特殊食品を利用するのもよい．

④必要エネルギーの確保：タンパク質制限は緩くなるものの，上記①から③の制限のため必要エネルギーの充足が難しくなることが多い．慢性腎臓病（CKD）の項に準じ必要エネルギーの確保に努める．

演習6-1　腎臓の働きを書け．

演習6-2　急性糸球体腎炎は，どのようにして起こるか．

演習6-3　慢性腎臓病（CKD）はどのように診断されるか．

演習6-4　ネフローゼ症候群の診断基準を書け．

演習6-5　微小変化型ネフローゼの食事療法として，エネルギーとタンパク質の摂取量はどれくらいが適当か．

演習6-6　糖尿病腎症では，どのような場合にタンパク質制限が必要となるか．

演習6-7　血液透析と腹膜透析を比較して説明せよ．

演習6-8　透析時の食事療法において，カリウムやリンを制限する理由をそれぞれ書け．

7. 血液系疾患

7.1 血液系疾患の成因と症状

　体内の血液量は体重の7〜9%で，体重60 kgの成人では4〜5 Lとなる．血液は，全血液量の45%を占める有形成分（赤血球，白血球，血小板）と全血液量の55%を占める血漿からなる（表7.1）．血液の働きは，酸素や栄養素の運搬，出血のときの止血，病原菌の体内侵入を防ぐなどである．血液の疾患には，赤血球や白血球，血小板が減少するなどの異常が関係している．

表 7.1　血液の組成

血液	血漿 （55%）	水分（91.5%）		
		タンパク質（7%）	アルブミン，グロブリン，フィブリノーゲンなど	
		その他（1.5%）	糖質	グルコースなど
			脂質	トリグリセリド，コレステロール，リン脂質など
			無機質	Na, K, Ca, Mg, Cl, HCO_3 など
			その他	尿素，尿酸，クレアチン，クレアチニン，ホルモン，酵素，ビタミンなど
	有形成分 （45%）	赤血球		
		白血球		
		血小板		

7.2 貧血

A. どんな病気か

　貧血とは，血液中の赤血球あるいは**ヘモグロビン**（血色素）濃度が低下し，血液の酸素を運搬する能力が低下した状態である．世界保健機構（WHO）基準では，血中ヘモグロビン濃度が成人男性 13.0 g/dL 未満，成人女性や小児が 12.0 g/dL 未満，高齢者では男女とも 11.0 g/dL 未満で貧血と判定される．貧血の症状には，皮膚粘膜の蒼白，動悸，息切れ，頻脈，頭痛，めまいなどがある．貧血は，赤血球の産生障害や破壊亢進，出血による赤血球の喪失などによって起きる（表7.2）．貧血の分類は，赤血球数，ヘモグロビン値およびヘマトクリット値から算出される**平均赤血球容積**（MCV），平均赤血球血色素量（MCH），平均赤血球血色素濃度（MCHC）を用いて判定される（表7.3，表7.4）．

表 7.2　貧血の原因

原因		分類
赤血球産生障害	栄養性貧血	鉄欠乏性貧血，ビタミン欠乏性貧血（ビタミン B_{12} または は葉酸欠乏性貧血（巨赤芽球性貧血））
	骨髄障害性貧血	再生不良性貧血，骨髄腫瘍
赤血球の破壊亢進	溶血性貧血	遺伝性球状赤血球症，鎌状赤血球症，自己免疫疾患，ABO 母子不適合，Rh 不適合，運動性貧血
赤血球の喪失	急性出血	外傷性，血管破綻による大出血
	慢性出血	消化管出血，性器出血

表 7.3　Wintrobe の平均赤血球指数

	単位	計算式
平均赤血球容積（MCV）	fL	$\dfrac{\text{ヘマトクリット（\%）}}{\text{赤血球数（}10^6/\mu\text{L）}} \times 10$
平均赤血球血色素量（MCH）	(pg)	$\dfrac{\text{ヘモグロビン（g/dL）}}{\text{赤血球数（}10^6/\mu\text{L）}} \times 10$
平均赤血球色素濃度（MCHC）	(%)	$\dfrac{\text{ヘモグロビン（g/dL）}}{\text{ヘマトクリット（\%）}} \times 100$

表 7.4　赤血球の形態による貧血の分類

	MCV	MCH	MCHC	おもな貧血
小球性低色素性貧血	↓	↓	↓	鉄欠乏性貧血，サラセミアなど
正球性正色素性貧血	→	→	→	溶血性貧血，再生不良性貧血，腎性貧血，出血後の貧血
大球性正色素性貧血	↑	↑	→	巨赤芽球性貧血

a. 鉄欠乏性貧血

　ヘモグロビンは，ヘムとタンパク質グロビンからなり，ヘムの構成成分の鉄が不足し，ヘモグロビンの合成が低下することで**鉄欠乏性貧血**を生じる．症状は，蒼白，めまい，息切れ，動悸，さじ状爪，口角炎などがある．体内の鉄分が不足する原因は，成長や妊娠，授乳などによる鉄の需要の増加，出血，月経，消化管出血,婦人科疾患による鉄の喪失の増加,鉄の摂取不足,鉄の吸収障害などである．

　治療は，原因除去と鉄の補給が原則である．**鉄剤**を投与することにより，ヘモグロビン値は上昇し始めるが，**貯蔵鉄**が正常化するまで数か月要するため，症状がみられなくなっても継続して服用することが重要である．

b. 巨赤芽球性貧血

　巨赤芽球性貧血は，ビタミンB_{12}および葉酸の欠乏によって骨髄に巨赤芽球が現れる貧血である．ビタミンB_{12}や葉酸が欠乏するとDNA合成の障害が起き，その結果，細胞分裂がうまくいかず，骨髄中の赤芽球が巨大化し巨赤芽球となって血液中に放出され，大球性正色素性貧血が起きる．

　ビタミンB_{12}は，胃壁細胞から分泌される**キャッスル内因子**と結合して回腸から吸収されるが，胃切除，萎縮性胃炎などによって内因子の産生が低下したり，回腸切除などによってビタミンB_{12}吸収障害が起きることで貧血になる．また，葉酸の欠乏は，妊娠時の需要増加や吸収不良になることで起きる．どちらの場合も吸収障害によるものが多いため，薬物療法(ビタミンB_{12}静注,葉酸製剤服用など)が治療の中心になる．

B. どうやって評価するか（栄養アセスメント）

a. 鉄欠乏性貧血

①食事内容：十分な食事量を摂取できていないことが多い．これまでの食習慣を詳しく問診する．特にエネルギー，タンパク質,ミネラルの摂取量に注意する．

②身体徴候：蒼白，さじ状爪，口角炎などの症状が現れる．鉄補給によってこれらの症状がなくなるか確認する．

③赤血球，ヘモグロビン，ヘマトクリット値：貧血によって，これらが低下する．特に鉄欠乏性貧血では，MCV ≦ 80 fl，MCHC ≦ 30％で小球性低色素性を示す．

④血清鉄：血清鉄は低下するが，不飽和鉄結合能と総鉄結合能は上昇する．

⑤血清フェリチン：貧血状態では低下する．血清フェリチンは貯蔵鉄を表すために，鉄欠乏は血清フェリチンの減少から始まり，鉄補給によって最後に満たされる．すなわち，血清フェリチンが正常値まで上昇すれば，治療のゴールを意味する．

C. どれくらいの栄養量が必要か（栄養素の付加や制限）

a. 鉄欠乏性貧血

貧血の原因が栄養素不足によることから，造血と造血機能を高めるために十分な栄養摂取を基本とする.

①高エネルギー（30 ～ 35 kcal/kg）：全体の栄養素を確保するためにもエネルギーを十分に摂る.

②高タンパク質（1.2 ～ 1.5 g/kg）：タンパク質はヘモグロビンの構成成分であり，高タンパク質食にすることで鉄の吸収を高めるため，良質のタンパク質（動物性タンパク質）を摂る.

③鉄を十分摂取する（男性 12 ～ 15 mg/日，女性 15 ～ 20 mg/日）：鉄もヘモグロビンの構成成分であり，鉄が欠乏すると酸素と結合する能力が低下するので，鉄は十分に摂る．ヘム鉄と非ヘム鉄があり，動物性食品に多いヘム鉄のほうが吸収率がよい.

④ビタミンCを摂取：ビタミンCは非ヘム鉄の吸収を促進するため，ビタミンCを多く含む食品を摂る.

D. どんな食事か（食事療法の内容）

a. 鉄欠乏性貧血

①食事だけで15 mg以上の鉄を毎日摂取することは難しい．サプリメントなどを利用するとよい.

②貧血状態が治ったら食事療法をやめるのではなく，鉄を中心に栄養バランスのよい食事を習慣づけるようにする.

③鉄剤は1日に100 ～ 200 mg処方されるので，この時は食事の数 mgにこだわる必要がない．つまり，鉄剤が処方されている時は，タンパク質を中心に食事全体の食べ方に注意する.

④鉄欠乏性貧血のための献立例を表7.5に示す.

表 7.5　鉄欠乏性貧血のための献立例（2,000 kcal，タンパク質 80 g，鉄 15 mg）

	料理・食品名	可食部 （g）	エネルギー （kcal）	タンパク質 （g）	脂質 （g）	鉄 （mg）
朝食	ごはん	精白米 うるち米	180	281	3.6	0.4	0.2
	納豆のおろしあえ	糸引き納豆	50	95	7.3	4.9	1.7
		だいこん	30	5	0.1	Tr	0.1
		こいくちしょうゆ	3	2	0.2	0	0.1
	こまつなときのこの きんぴら	こまつな	50	7	0.7	0.1	1.4
		ぶなしめじ	30	8	0.5	0.1	0.2
		えのきたけ	20	7	0.3	0	0.2
		にんじん	10	3	0.1	0	0.0
		ごま油	3	27	0	2.9	0.0
		こいくちしょうゆ	4	3	0.2	0	0.1
		みりん	4	10	0	Tr	0.0
	しじみのみそ汁	しじみ	30	16	1.7	0.2	2.5
		こねぎ	3	1	0	0	0.0
		かつお・昆布だし	150	3	0.3	Tr	Tr
		米みそ 淡色辛みそ	8	15	0.9	0.5	0.3
	フルーツヨーグルト	ヨーグルト 全脂無糖	60	34	2	1.7	Tr
		干しぶどう	20	65	0.4	0	0.5
		うんしゅうみかん 缶詰	10	6	0.1	Tr	0.0
		パインアップル 缶詰	10	8	0	0	0.0
		もも 缶詰 白肉種	10	8	0	0	0.0
昼食	ごはん	精白米 うるち米	180	281	3.6	0.4	0.2
	ぶりのホイル焼き	ぶり	70	155	13	9.2	0.9
		はくさい	30	4	0.2	Tr	0.1
		根深ねぎ	20	7	0.2	Tr	0.1
		生しいたけ	10	3	0.2	0	0.0
		こいくちしょうゆ	3	2	0.2	0	0.1
		穀物酢	3	1	0	0	Tr
	里芋のごまあえ	さといも	60	32	0.7	0.1	0.3
		ごま いり	7	42	1.4	3.6	0.7
		こいくちしょうゆ	3	2	0.2	0	0.1
		みりん	3	7	0	Tr	0.0
		かつお・昆布だし	5	0	0	Tr	Tr
	野菜スープ	にんじん	20	6	0.1	0	0.0
		ブロッコリー	20	7	0.8	0.1	0.3
		たまねぎ	20	7	0.1	Tr	0.1
		ぶた ベーコン	15	60	1.7	5.7	0.1
		洋風だし	150	9	0.9	0	0.2
		食塩	0.5	0	0	0	Tr
	果物	グレープフルーツ 白肉種	60	24	0.3	0.1	Tr

（つづく）

夕食	ごはん	精白米 うるち米	180	281	3.6	0.4	0.2
	レバーコロッケ	じゃがいも	50	30	0.7	Tr	0.2
		たまねぎ	20	7	0.1	Tr	0.1
		にわとり 肝臓	30	30	4.8	0.6	2.7
		ぶた ひき肉	30	63	4.8	4.8	0.3
		食塩	0.5	0	0	0	Tr
		こしょう 黒 粉	0.1	0	0	0	0.0
		薄力粉 1 等	5	17	0.4	0.1	0.0
		鶏卵	10	14	1.1	0.9	0.2
		パン粉	5	18	0.6	0.3	0.1
		調合油	8	71	0	7.8	0.0
		キャベツ	30	6	0.3	0	0.1
		赤色トマト	20	4	0.1	0	0.0
		ほうれんそう	50	9	0.9	0.1	1.0
		あさり	30	8	1.4	0	1.1
	ほうれんそうと あさりの酢みそあえ	米みそ 甘みそ	5	10	0.4	0.2	0.2
		穀物酢	5	1	0	0	Tr
		みりん	3	7	0	Tr	0.0
		上白糖	2	8	0	0	Tr
	豆腐の吸い物	絹ごし豆腐	50	28	2.7	1.6	0.6
		カットわかめ	0.5	1	0.1	0	0.0
		切りみつば	10	2	0.1	0	0.0
		かつお・昆布だし	150	3	0.3	Tr	Tr
		うすくちしょうゆ	4	2	0.2	0	0.0
		みりん	2	5	0	Tr	0.0
	果物	キウイフルーツ 緑肉種	50	26	0.4	0.1	0.2
	合計			1,904	65.0	46.9	17.5

表 7.5（つづき）

7.3　出血性疾患

　何らかの原因で出血した場合，血液中の血小板と凝固因子の働きにより出血を防ごうとする．このことを**止血機能**という．**出血性疾患**では，止血機能の働きが衰え，ちょっとしたことで出血しやすく，いったん出血すると血が止まりにくくなる出血傾向を起こす．出血性疾患の症状には，鼻血，血便，血尿のように体外に出血する場合や皮下，粘膜下，関節などに出血し紫斑，出血点などが現れる場合がある．出血性疾患の原因には「血管異常」や「血小板異常」，「凝固因子異常」および「線溶異常」の4つがあり，いずれも先天性と後天性がある．先天性は単一の因子，後天性は複数の因子の異常が合併していることが多く，疾患の頻度としては後天性が圧倒的に多い．出血性疾患には「血小板減少性紫斑病」や「単純性紫斑病」，「血小板無力症」，「壊血病」，「血友病」などの多くの病気がある．

演習7-1　鉄欠乏性貧血の症状と検査値について説明せよ.

演習7-2　鉄欠乏性貧血の治療と食事療法の内容について書け.

演習7-3　巨赤芽球性貧血の原因は何か.

8. 呼吸器系疾患

8.1 呼吸器系疾患の成因と症状

生命を維持するうえで栄養素と酸素が必要で，酸素を体内に取り入れる働きを担うのが呼吸器である．呼吸器は，空気の通り道である気道（鼻腔，咽頭，喉頭，気管，気管支など）とガス交換の場である肺胞で構成されている（図8.1）．ガス交換とは，体に必要な酸素を取り入れ，不要な二酸化炭素を体外へ放出することであり，細胞で行うガス交換を内呼吸，肺で行うガス交換を外呼吸という．呼吸器は，外気に直接触れることから，細菌やウイルスなどの病原微生物やアレルギー物質が進入しやすい．そのため，鼻腔，咽頭など呼吸器内でさまざまなしくみによって病原微生物などの異物の排除を行っている．呼吸器疾患には，かぜ症候群，肺炎，肺がん，気管支喘息，肺気腫，慢性気管支炎などがあり，近年注目されている疾患が，慢性閉塞性肺疾患である．

図 8.1　呼吸器系

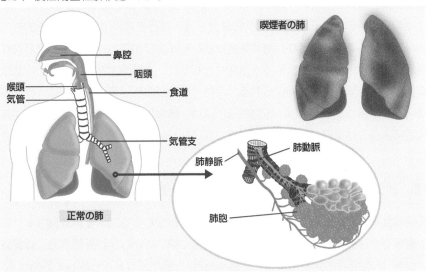

呼吸器疾患は，消耗性疾患で，呼吸が荒くなったりすることで，健常者に比べて多くのエネルギーが消費される．また，食事摂取量が減少することも少なくなく低栄養に陥りやすい．そのため，呼吸器疾患の栄養管理においては，エネルギー消費の亢進や低栄養の防止を考慮することが必要である．

8.2 慢性閉塞性肺疾患

A. どんな病気か

慢性閉塞性肺疾患（COPD）は，従来，慢性気管支炎や肺気腫と呼ばれてきた病気の総称で，タバコの煙を主とする有害物質を長期に吸入曝露することで生じた肺の炎症性疾患である．COPDの最大の危険因子は喫煙で，患者の90%以上が喫煙者である．タバコの煙などを長期間吸うことで，気管支は炎症のため咳や痰が出たり，気管支が狭くなる（慢性気管支炎）．また，肺胞が破壊されることでガス交換の機能が低下していく（肺気腫）．破壊された肺胞は元に戻すことはできないため，残された肺の機能を維持する治療が中心になる．おもな症状は，慢性の咳や痰と労作時呼吸困難（体を動かしたときに現れる息切れ）で，長期間かけて進行するのが特徴である．40歳以上で長期間（10年以上）の喫煙歴があり，慢性の咳や痰，労作性呼吸困難があるとCOPDが疑われる．この場合，スパイロメトリーと呼ばれる呼吸機能検査が行われ，**努力肺活量**（思いっきり息を吸ってから強く吐き出した時の息の量）と**1秒量**（最初の1秒間で吐き出せる息の量）を測定し，その比率の1秒率を求める．1秒率は，気道の狭くなっている状態の目安になり，気管支拡張薬を吸入した後の1秒率が70%未満のときCOPDと診断される．

COPD：chronic obstructive pulmonary disease

治療では，COPDの発症リスクを減少させ，進行を抑制する最も効果的な方法は禁煙である．そのほか，増悪を避けるためインフルエンザワクチンや肺炎球菌ワクチンの接種が勧められる．息切れを和らげ，運動能力を高めるために気管支拡張薬など薬物療法が用いられる．また，呼吸リハビリテーションは，理学療法により息苦しさを和らげ，運動療法により，呼吸に関係する筋肉を鍛え，栄養管理によって体重減少を防ぐ．低酸素血症になった場合は在宅酸素療法が導入される．

B. どうやって評価するか（栄養アセスメント）

①身体計測：消費エネルギー量は増加するにもかかわらず，栄養摂取量は十分に確保できないことが多いため，低栄養状態に傾いていないか評価する．体重減少率，体組成（除脂肪量，脂肪量），上腕周囲長，上腕筋囲などから詳しく評価する．

②エネルギー消費量：どれくらいのエネルギー消費量が増しているのか予測しにくいので，間接カロリーメーターを用いて，正確なエネルギー消費量を測定できると，投与エネルギー量を決定することが容易になる．

③食事摂取量：呼吸困難により十分な食事時間の確保が難しい．詳しく栄養摂取状態を把握し，不足している栄養素を補充する．

④血清総タンパク質，血清アルブミン：栄養状態を評価する．しかし，栄養投与後の効果を判定するなど，短期間で評価する場合はトランスサイレチン（プレアルブミン）などの急速代謝回転タンパク質(RTP)を用いる．

C. どれくらいの栄養量が必要か（栄養素の付加や制限）

COPDは，消費エネルギーの増加と栄養摂取の低下により，体重減少，栄養障害を生じることが多いため，栄養状態を改善して病気の進行を予防することが必要である．

①十分なエネルギー摂取：COPD患者は代謝が亢進しているため，安静時代謝エネルギーの1.5倍以上のエネルギー摂取が勧められる．炭水化物は総エネルギーの50%程度とする．

②十分なタンパク質摂取：低栄養患者は，筋タンパク質分解による分枝アミノ酸（BCAA）の利用亢進があり，筋タンパク量の保持のために十分なタンパク質を摂取する．アミノ酸価の高いタンパク質を確保しBCAAの積極的な摂取を勧める．

③呼吸商の低い脂質の摂取：呼吸商の低い脂質の摂取がよい．二酸化炭素を排出する機能が低下しているため，呼吸商の低い脂質を食事に取り入れ，肺の負担を軽減する必要がある．総エネルギー量の20 〜 30%程度とする．

④ビタミン，ミネラルの摂取：呼吸筋の収縮に必要なP, K, Ca, Mgなども十分に補給する．

D. どんな食事か（食事療法の内容）

①胃にガスが溜まりやすいビール，炭酸飲料，さつまいもなどは食欲が低下し，横隔膜の運動を制限するため避ける．

②水分は分泌物の排泄を促進する．水分を摂ると痰が出やすくなり，気道の衛生を保てるため，意識して水分を補給するようにする．むせやすく飲みにくい場合は，野菜ジュースなど濃い飲み物にする．

③食後腹部膨満感や呼吸困難がある場合は，1日4 〜 6回の分割食とし，1回あたりの食事の量を少なくする．

8.3 気管支喘息

　気管支喘息は，気管支がアレルギーなどによって炎症を起こしている状態である．炎症によって気管支の壁がむくみ，さらに気管支の筋肉が収縮することで気管支が狭くなる．そのため，咳や痰が出やすくなり，気管が狭くなったことにより喘鳴（呼吸の音がゼイゼイ，ヒューヒューと聞こえること）と呼吸困難を引き起こす．このような状態を喘息発作という．

　気管支喘息は，ダニやハウスダスト，花粉など**アレルギー**がかかわっていることが多く，アレルゲンが特定できるアトピー型と特定できない非アトピー型がある（表8.1）．

表8.1　気管支喘息の分類

	アトピー型	非アトピー型
発症時期	5歳未満の小児期に多い	40歳以上の成人に多い
原因	アレルゲンに対するⅠ型アレルギーが関与 （アレルゲン：ほこり，カビ，花粉，動物の毛，ダニ，食品など）	発生機序が不明 気温の変化，タバコの煙，ウイルス感染などの刺激が発作の引き金となることがある
特異的IgE抗体	あり	証明できない
遺伝要因	あり	なし

　喘鳴や呼吸困難のような症状が繰り返し起これば喘息の可能性がある．その場合，COPDと同様にスパイロメトリーといわれる呼吸機能検査が行われ，努力肺活量と1秒量を測定し，1秒率を求め70%以下の場合，肺に閉塞性障害があると判断する．また，痰の検査で喘息特有の炎症の有無，血液検査でアレルギーの体質の有無も確認することがある．

　気管支拡張薬やステロイド剤などによる薬物療法が中心である．食物アレルギーの場合は，アレルゲンを除いた除去食や低アレルギー食とする．アレルギー除去食にすることで，栄養素の摂取不足が起こらないように注意する．

8.4 肺炎

A. どんな病気か

　肺炎は，細菌やウイルスなどが肺に進入し感染して肺に炎症が起きる状態である．肺炎には，細菌性肺炎，ウイルス性肺炎，マイコプラズマ肺炎，クラミジア肺炎，真菌性肺炎などがある．肺炎のかかり方には，日常生活の中で発症する市

中感染と，何らかの病気のために医療機関に入院してから48時間以降に発症する院内感染がある．

　また，高齢者で嚥下障害がみられる場合，誤嚥性肺炎を発症する場合がある．誤嚥性肺炎とは，気管に入った異物（食物）に含まれる細菌が原因で肺炎になることである．高齢者は，咳などをして異物（食物）を排除する力が低くなり，抵抗力や免疫力が低下していることも重なって誤嚥性肺炎になりやすい．また，脳血管疾患などによる意識障害があったり，寝たきりの患者に生じやすい．肺炎の症状は，高熱，咳・痰，胸痛，呼吸困難，全身倦怠感，食欲不振などがある．ただし，高齢になるとこれらの症状がわかりづらい場合も多い．また肺炎は消耗性の疾患であるため，十分な栄養補給と水分補給が必要となる．治療は原因菌に対応した抗菌薬（抗生物質）を投与する．

B. どうやって評価するか（栄養アセスメント）

①白血球数，C反応性タンパク質（CRP）：感染による白血球数増加が認められ，炎症によってC反応性タンパク質は上昇する．肺炎の回復はこれらの数値の低下によって判断する．

②嚥下機能：誤嚥性肺炎が疑われる場合は，その嚥下機能レベルを正確に把握して，食事の形態を変えて対応する．

C. どれくらいの栄養量が必要か（栄養素の付加や制限）

　肺炎の場合，栄養状態を改善することが病気の進行の抑制につながるため，必要栄養素量を確保することが重要である．

①高エネルギー：発熱などによりエネルギー代謝が亢進し，エネルギー必要量は増している．35 〜 40 kcal/kg標準体重が望ましいが，高齢者の場合は30 kcal/kg標準体重以上としてできるだけ多く摂取する．

②タンパク質：1.2 〜 1.5 g/kg標準体重とする．

③水分補給：発熱による発汗によって脱水を起こしやすくなるため，十分に水分を補給する．

D. どんな食事か（食事療法の内容）

①誤嚥を予防するために食事形態を嚥下調整食（p.146を参照）にしたり，とろみをつけたりする．また，食事の際の姿勢（起座位，または上半身をやや高くした体位）にも注意する．

演習8-1　慢性閉塞性肺疾患（COPD）の原因と症状を書け.

演習8-2　慢性閉塞性肺疾患（COPD）の食事療法について説明せよ.

演習8-3　気管支喘息を原因別に分類せよ.

演習8-4　肺炎の原因を挙げよ.

演習8-5　肺炎時には，どのような検査値が上昇するか.

9. 筋・骨格系疾患

9.1 筋・骨格系疾患の成因と症状

　骨は骨芽細胞による骨形成と破骨細胞による骨破壊（骨吸収）によって身体骨格形成のバランスを保っている．骨は休止期において刺激を受けることで破骨細胞が活性化され骨破壊が起こり，同時に骨芽細胞による骨形成が促進される．この過程を骨の**リモデリング**（再構築）と呼び，私たちが生涯にわたって繰り返す生理現象である．このリモデリングは性ホルモンや副甲状腺ホルモン，サイトカインなどで調整されているが，何らかの原因でこの平衡が崩れ，骨破壊が骨形成を上回ると骨粗鬆症などの疾患になる．

　また，カルシウムはヒトの血清成分のうち最も厳密に調節されており，正常範囲が狭い．カルシウムイオンは，生体内で99％は骨の構成成分として，約1％は細胞内に，約0.1％が細胞外液に存在し，神経や筋肉の刺激伝達，血液凝固，内分泌などに働く重要なイオンである．

　一方，適正なカルシウム摂取は，わが国で栄養士が誕生して以来の課題であり，伝統的な料理と西洋料理の組み合わせの研究を積み重ねてきた．薬剤や過剰なサプリメントとしてのカルシウムの使用は多くの副作用を示すために，食事からカルシウムを摂取することを原則として，栄養士はその指導にあたらなければならない．

9.2 骨粗鬆症

A どんな病気か

骨はリモデリングが繰り返されることで骨全体の強度や構造が維持されている. 骨粗鬆症とは, 骨強度が低下して容易に骨折しやすくなった全身性疾患と定義されており, その骨のもろさが増大した状態である(図9.1).

骨強度は骨密度と骨質（構造と材質）の2点から評価される. 骨密度は骨強度の約7割を担い, 骨質は約3割を担うものと考えられている. 骨密度はX線吸収法検査（DXA）などによる骨量測定で定量的に評価し, 骨質は骨代謝マーカー（オステオカルシンなど）による骨代謝回転で評価する. 女性ホルモンが骨吸収に関与していることから, 閉経後に骨密度の低下が進行する.

診断においての分類は, 基礎疾患のない原発性骨粗鬆症と特定基礎疾患や薬物による続発性骨粗鬆症に分けられ, 診断時に軽微な脆弱性骨折をきたしている場合もあり薬物療法が必要な場合もある. また, 骨折予防のための薬物治療も高いレベルでのエビデンスが示されており, 原発性骨粗鬆症において薬物治療開始基準が設けられている.

重度な骨粗鬆症になると多発椎体骨折や大腿骨近位部骨折によりQOLの著明な低下をきたすことから, 適切に骨折予防ができれば生涯のQOLを維持できる.

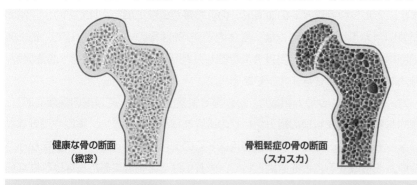

健康な骨の断面
（緻密）

骨粗鬆症の骨の断面
（スカスカ）

図 9.1 骨粗鬆症の骨（大腿骨頸部と近位部）の断面

B. どうやって評価するか

①骨密度：X線吸収法検査は高価なので, スクリーニングには定量的超音波法などによって評価する. 踵骨部を測定する超音波式骨密度計測器（図9.2）が健診施設などによく備えられている. 簡単に計測できるので, 継時的に観察することができる. 若年成人平均値（YAM）と比較して評価し, 70％以下を危険域ととらえる.

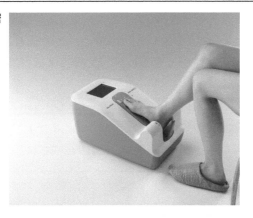

図9.2　超音波式骨密度計
[株式会社日立製作所，AOS-100SA]

②身体計測：骨粗鬆症の患者は，十分な食事摂取ができない高齢者に多く，低栄養状態であることが多い．良い栄養状態を保つことは，骨粗鬆症を予防することになり，継続的な栄養評価は重要である．また，近年よく利用される**多周波生体インピーダンス法（BIA法）**の体組成計で骨量（ミネラル量）を評価することもできる．

③生化学検査：骨代謝マーカー，性ホルモン，副甲状腺ホルモンなどにより，骨代謝の状態を推測する．また，血清アルブミンなどによる栄養状態も評価する．

④食生活：全体的な食事量の把握とともに，骨形成にかかわるカルシウム，ビタミンD，ビタミンK，マグネシウム，リンなどの栄養素の摂取量の評価も欠かせない．また，運動（活動）量を把握する．

C.　どれくらいの栄養量が必要か

①エネルギー，タンパク質：食事摂取基準に従う．

②カルシウムは1日に700〜800 mg摂取する：カルシウムを多く含む食品を摂取するだけでなく，牛乳・クリームなどをうまく利用して吸収率の悪い食材のカルシウム吸収率を高くする．

③ビタミンDは1日に10〜20 μg（400〜800 IU）摂取する：ビタミンDはカルシウムの吸収に必要である．

④ビタミンKは1日に250〜300 μg摂取する：ビタミンKは骨形成（骨量増加）に必要である．

D.　どんな食事か

①カルシウム，ビタミンD，ビタミンKなどは積極的に摂取する．カルシウムを多く含む食品の経口摂取が基本であることから，料理食材の組み合わせや調理方法の工夫が必要である．カレーでもスープでもスキムミルクを使用したり，ヨーグルトとマヨネーズを合わせてソースを作ったり，吸収率の良い乳製品を

利用する．小魚をすりつぶしたり，圧力釜で炊いて丸ごと食べたり，骨せんべいを作ったり，焼き魚では皮までよく焼いて食べるようにする．ビタミンDは乾燥きくらげや乾燥しいたけ，まいたけに多く含まれる．ビタミンKは野菜と納豆から摂取する．

②リンは過度に摂取しないように注意する．加工食品（ハム，ソーセージ，チーズなど）からの過剰摂取に配慮する必要がある．カルシウム：リンの比率が1：1〜2：1がよい．リンの摂取量が多くなるとリン酸カルシウム塩が形成されて，カルシウムが吸収阻害される．

9.3 骨軟化症，くる病

A. どんな病気か

　骨の強度を増すために必要な**ハイドロキシアパタイト**（骨塩）の沈着が障害されて石灰化せず，代わりにオステオイド（類骨組織）が過剰に増加した状態の疾病をいう．**長管骨骨端線**（図9.3）が閉鎖する以前の小児期に発症した場合を**くる病**といい，骨端線が閉鎖した成人期以降に発症した場合を**骨軟化症**という．くる病では骨端軟骨の石灰化障害に伴う骨の変形がみられ，O脚や低身長を特徴とする（図9.4）．一方，骨軟化症では微小骨折による骨梁の破壊に起因した骨痛を認めることがある．いずれも骨密度の低下を認める．

B. どうやって評価するか

　骨軟化症，くる病ではビタミンDの不足（食事性または日照不足などによる欠乏

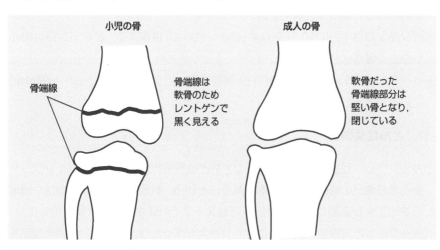

小児の骨

骨端線

骨端線は
軟骨のため
レントゲンで
黒く見える

成人の骨

軟骨だった
骨端線部分は
堅い骨となり，
閉じている

図9.3　骨端線
骨端線とは骨の中央部と端の間にある成長する軟骨部分．成長期にある小児にはみられるが成人にはみられない．

図 9.4 くる病の O 脚

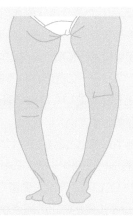

や腎臓障害，または肝臓障害による活性化障害）が主原因となっているために，ビタミンD，カルシウム，リンの日常の食事での摂取量を評価する．

C. どれくらいの栄養量が必要か

　本疾患はビタミンDとリンの摂取不足や代謝異常による欠乏を原因としているため，これらの栄養素の摂取に注意する．吸収障害がある場合には薬物療法で活性型ビタミンD製剤，無機リン酸などの投与が行われる．

①エネルギー，タンパク質：食事摂取基準に従う．

②ビタミンD：1日に10 〜 20 μg（400 〜 800 IU)摂取する．

③リン：1日に1,000 mg程度を目標に摂取するが，通常の食事で欠乏することはあまりない．

D. どんな食事か

①未熟児くる病の場合は母乳による単独哺乳が原因の場合があるため，調整乳（ビタミンD，リンの強化)との混合栄養を早期のうちから検討していく．

②食生活指導において，体内ビタミンDの活性化につながるため，適度な日光浴(紫外線照射)と散歩を勧める．日光浴では1日に15分以上を目やすとする．

9.4　サルコペニア，廃用性筋萎縮

A. どんな病気か

　サルコペニア（筋肉減少症）は骨格筋量の減少と筋力の低下をきたす疾患で，加齢以外の原因が見当たらない原発性サルコペニアと加齢以外の原因が明らかな二次性サルコペニアに分類される．いずれも進行すれば，日常活動動作（ADL），

QOLが低下し，転倒などに起因した要介護状態を招く．「サルコ」は筋肉・肉を表し，「ペニア」は減少・喪失を表す．また加齢以外にも原因が考えられる二次性サルコペニアのうち，原因疾患による長期臥床などによる結果，全身に起こる障害を**廃用性症候群**という．アスリートに代表される筋肉の盛隆を過用性筋肥大といい，身体機能で使わないと退化していく筋肉の衰退を廃用性筋萎縮というが，そのイメージでとらえると理解しやすい．

　サルコペニアなど筋力の低下が老化とともに生じ，さまざまな生活機能の低下が認められ，健康に対する脆弱性が増加している状態を**フレイル**という．フレイルは表9.1のように定義されている．厚生労働省では，高齢者を65〜70歳と70歳以上の2区分とし，フレイル発症防止の観点から，65歳以上の高齢者について，タンパク質由来エネルギー量の割合（％エネルギー）の「目標量」を下限13％（従来）から15％（2020年から5年間）に引き上げた．加えて，フレイルと75歳以上高齢者の高血圧では，エビデンスレベルが低く，一定の見解は得られておらず，合併症も考慮に入れた個別指導となる．また，近年，**ロコモティブシンドローム**（運動器症候群）が唱えられるようになった．これは骨，関節，軟骨，関節板，筋肉，神経などの障害による身体の移動機能の低下を意味しており，サルコペニアはこの原因の一つである．

1. 体重減少 2. 主観的疲労感 3. 日常生活活動動量の減少 4. 身体能力（歩行速度）の減弱 5. 筋力（握力）の低下	5項目のうち3項目以上該当すればフレイルと判断する

表 9.1　フレイルの定義
[Fried LP *et al.*, *J. Gerontol. A Biol. Sci. Med. Sci.*, **56**, M146–156（2001）]

B. どうやって評価するか

①身体計測：BMI，上腕筋囲などを中心に継続的に評価する．多周波生体インピーダンス法の体組成計を利用すれば，かなり正確に筋量が測定できる．

②筋タンパク質代謝：窒素出納が負になれば，筋量が減っている可能性を考える．クレアチニン身長係数が60％以下で筋量低値，尿中3–メチルヒスチジンの増加は筋タンパク質分解を意味する．窒素出納とクレアチニン身長係数の算出方法を表9.2に示す．

③運動機能：歩行速度0.8 m/秒を基準に身体機能の能力を評価する．握力は男

窒素出納＝（摂取タンパク質量（g/日）/6.25）−（尿中尿素窒素[*1]（g/日）+4[*2]）

$$クレアチニン身長係数（\%）= \frac{24時間クレアチニン排泄量（g/日）}{標準クレアチニン排泄量（g/日）[*3]} \times 100$$

＊1　摂取日と同日の24時間尿
＊2　尿中尿素窒素以外の窒素損失（アンモニア，便，汗，垢など）
＊3　男性；23 mg/kg 標準体重，女性；18 mg/kg 標準体重より算出する

表 9.2　窒素出納，クレアチニン身長係数の算出式

性30 kg以上，女性20 kg以上を基準とする．

C. どれくらいの栄養量が必要か

①エネルギー：急激な体重減少などが認められない場合は食事摂取基準に準じて設定するが，特別に栄養介入が必要な場合はストレス係数を考慮して，次式で求めるほうがよい．体重減少が認められなければその量で継続する．

推定エネルギー必要量＝基礎代謝量×身体活動レベル×ストレス係数

②タンパク質：1.2～1.5 g/kg 標準体重筋肉量の減少を回復させることを主眼とし，高く設定する．

③ビタミン，ミネラル：サルコペニアが認められる時は，全般的に栄養素不足が想定されるため，食事摂取基準を満たせるような食事量に注意する．

D. どんな食事か

①加齢による原発性サルコペニアの栄養療法では，低栄養状態の改善を基本に早期に開始し，さらに筋力トレーニングを綿密に行い，経過観察する．また，二次性サルコペニアでは原因となる疾患の治療が優先となる．

②食事摂取量が十分でない場合は，食べられる食事（全粥食，七分食などをベースにヨーグルトなどの乳類や茶わん蒸しを添加するなど）に経腸栄養剤をプラスする形態で十分な栄養量を確保し，摂食状況が改善されて喫食できるようになれば，食事のみに移行することを目標とする．また胃瘻のみによる栄養管理の患者も多く，嚥下に支障を来たしている患者では口腔サルコペニアを想定し誤嚥性肺炎の防止が主となる．一方，同じ原発性サルコペニアでも十分な経口摂取が可能な場合もある．この時は患者の摂食能に応じて食事の形態を合わせる．

演習9-1　骨粗鬆症の骨はどのような状態になっているか．

演習9-2　骨粗鬆症の食事療法において，増やすべき栄養素を挙げよ．

演習9-3　骨軟化症くる病の原因は何か．骨にどのような変化がみられるか．

演習9-4　「フレイル」とはどのような状態か．

演習9-5　サルコペニアはどのように評価するか．

地域包括ケアシステムにおける栄養ケア

　日本は世界に類をみない超高齢社会となり，現在，国民の4人に1人は65歳以上である．さらに，2025年には団塊世代の800万人が75歳以上になる．高齢者の割合が増加することで，医療や介護の需要はさらに大きくなる．これまでのように，病気になったら病院へ行き，介護が必要になったら介護施設に入居するような単純なシステムでは成り立たない．そこで，2025年度を目途に，重度な要介護状態となっても住み慣れた地域でこれまでと変わらない生活ができるように，地域単位で生活ケアを提供する地域包括ケアシステムの構築が推進されている．

　対象となる高齢者は，毎日必ず3度の食事が必要であり，その食事の栄養量や形態は一般的なものではないことが多い．たとえば，糖尿病食，腎臓病食，嚥下障害食，咀嚼困難食…．こんな時こそ，栄養管理の専門家の力量を発揮しなければならない．

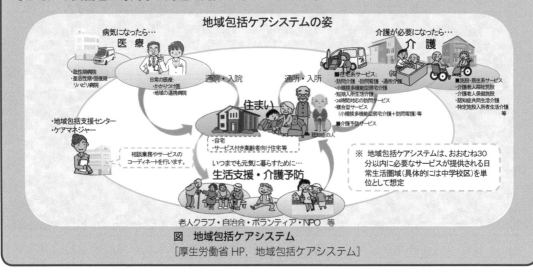

図　地域包括ケアシステム
［厚生労働省 HP，地域包括ケアシステム］

10. 免疫・アレルギー疾患

10.1 免疫・アレルギー疾患の成因と症状

A. 免疫の基礎

　免疫は「生体内への侵入物から身を守る生体の防御システム」であって，生体ゆえに個々人によって防御に個性が生じるファジー（fuzzy，あいまいで揺らぎのあるさま）な働きといえる．免疫には，病原体などの外来物質である**抗原**に対して広くすばやく反応する**自然免疫**と，同じ抗原に対して繰り返し遭遇することで強力になる**獲得免疫**がある．

　自然免疫は，TLR（トールライクレセプター；細菌やウイルスなどの侵入を感知する細胞に備わった受容体の総称）によって病原菌をいち早くキャッチして排除する役目の細胞の働きによる．自然免疫には，**白血球**（好中球，好酸球，好塩基球，リンパ球，単球），**組織マスト細胞**，**ナチュラルキラー細胞**，**マクロファージ**がその任にあたる．マクロファージはさらにＴ細胞に抗原の情報を伝える働きもある．

　獲得免疫は，胸腺で分化したＴ細胞と骨髄内で分化したＢ細胞がその任にあたり，自然免疫が外来物質である抗原に対処している間に両者が協力して，抗原に応答した抗体を作り，**抗原抗体反応**を起こさせ，抗原抗体物質（抗原抗体複合体または免疫複合体という）をマクロファージが貪食して排除するしくみである．Ｔ細胞は情報提供の役割を持ち，Ｂ細胞が抗体製造の役割を持つ．Ｂ細胞は抗体分子を大量に合成し分泌するようになると形質細胞といわれる．またＴ細胞もＢ細胞も元は骨髄の幹細胞から生まれたリンパ球であって，それが分化したものである．一方，抗体の生成には５〜７日ほど時間がかかると考えられている．

　小腸の内壁には実に60％におよぶ白血球が結集しているといわれている．小腸の内壁には無数のひだがあり，その表面にはさらに絨毛といわれる小さな突起

があり，内壁の表面を覆っている．これは栄養素を吸収しやすくするとともに白血球の集合場所にもなっている．絨毛と絨毛の間のパイエル板という場所で，マクロファージ，T細胞，B細胞などが常に待機しており，周辺の小腸上皮細胞で働くT細胞，B細胞も協力して自然免疫と連携しながら，抗体の一つである**IgA抗体**が作られて抗原の排除にあたっている．この時の自然免疫は上皮細胞が担っており，感染防御機構の中でも進化的に古い起源をもつ働きで，抗原を認識するとさまざまなレセプター（細胞表面の受容体）が作動しディフェンシンといわれる抗菌物質を分泌することによって病原体の初期段階での感染を防いでいる．

B. 腸管内の免疫と食物アレルギー

食物アレルゲン（アレルギー反応を起こす抗原はタンパク質が多い）の特徴の一つは，胃内でのペプシンによる分解が非常に起こりにくいことで，このためアレルゲンはそのままのかたちで小腸粘膜に到達する．アレルギー反応には2種類あり，一つには，消化管粘膜の**マスト細胞**（図10.1）が活性化されると粘膜上皮を通して水分の喪失および平滑筋の収縮が起こり嘔吐や下痢となる．二つには，食物アレルゲンの摂取後に血液循環系に吸収され，血液で運ばれたアレルゲンによって皮膚や皮下の結合組織マスト細胞が活性化され，発赤と膨疹が現れることである．

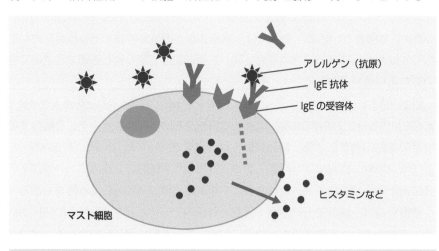

図10.1 マスト細胞
ヒスタミンなどの刺激を与える化学伝達物質を放出．

アレルゲン（抗原）
IgE 抗体
IgE の受容体
ヒスタミンなど
マスト細胞

C. 免疫グロブリンの種類と特徴

抗体は構造によってそれぞれの**免疫グロブリン**といわれ，それぞれ機能が異なり，5つのクラスに分けられる（表10.1）．一方，補体は血清タンパク質として肝臓で産生されており，抗体の活性を「補う」血清因子として現在までに30種以上発見されている．補体や抗体は身体の組織液の中に存在するので，体液性免疫といわれている．これに対して，マクロファージやキラーT細胞などの細胞が異物やこれに感染した細胞を除去することを意味し細胞性免疫という．生体は，外来

IgA	IgM	IgG	IgE	IgD
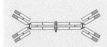				
（イムノグロブリンAまたは免疫グロブリンA）	（イムノグロブリンMまたは免疫グロブリンM）	（イムノグロブリンGまたは免疫グロブリンG）	（イムノグロブリンEまたは免疫グロブリンE）	（イムノグロブリンDまたは免疫グロブリンD）
胎盤通過性はない．涙や汗のような分泌物や，肺，腸，尿などの内容物に含まれる局所の抗体で，粘膜外から組織へ微生物などの抗原が侵入するのを防ぐ．また唾液，初乳，乳汁など漿粘膜性分泌液での主要な免疫グロブリンで，全血清免疫グロブリンの約15～20％を占める．	胎盤通過性はない．生後9か月頃には成人のレベルに達する．感染症にかかった場合（免疫応答）の初期において，最初に出現してくる抗体で，微生物の場合，凝集に著しく有効である．全血清免疫グロブリンの約10％を占める．	遅れて分泌される抗体で，胎盤通過性である．正常血清中での主要な免疫グロブリンで全血清免疫グロブリンの約70～75％を占めている．新生児から乳児期にかけての感染防御の役割を果たしている．	抗原侵入部位の所属リンパ節に存在する形質細胞かまたはアレルギー反応の局所における炎症部位で発達した胚中心由来の形質細胞により産生される．したがって，瘙痒感のある個所をかきむしるなどの行為で増加する．急激な過敏反応が起こる症状ではⅠ型アレルギーといわれ，全身性アナフィラキシー，急性じんま疹，花粉症，気管支喘息，食物アレルギーなどがある．食物アレルギー症例のほとんどが該当し栄養食事療法を必要とする．	胎盤通過性はない．IgDはB細胞の表面のみで機能し，何らかの調節的役割をもつと考えられるが，全免疫グロブリン中1％以下を占めるのに過ぎない．

表 10.1　免疫グロブリンの特徴

物質である抗原が侵入した際の多様性に応じるため，産生する抗体のクラスを変えたり，免疫細胞が除去したりして，最も有効な生体の防御システムを構築することで立ち向かっている．

D. アレルギー疾患の分類

アレルギーとは，抗原抗体反応の結果，生体に障害をもたらす反応をいう．通常ⅠからⅣ型に分類されるが，免疫グロブリンE（IgE）の関与するⅠ型アレルギーを指すことが多く，食物アレルギーもこの抗体によるものである．それぞれの特徴を表10.2に示す．

表 10.2　アレルギーの分類

型	分類		関与する細胞や生体成分	発生機序	疾患
Ⅰ	即時型（アナフィラキシー型）		IgE 肥満細胞 好塩基球	肥満細胞の表面に IgE 抗体と抗原が結合し，肥満細胞内の化学伝達物質が放出され，症状が出現する	食物アレルギー，アナフィラキシーショック，アレルギー性鼻炎，アトピー性皮膚炎，気管支喘息，花粉症
Ⅱ	細胞傷害型	体液性免疫	IgG（主），IgM 補体	自己細胞に抗体が結合し，細胞が傷害される	不適合輸血，自己免疫性溶血性貧血，Rh 不適合妊娠，慢性甲状腺炎（橋本病）
Ⅲ	免疫複合体型		IgG（主），IgM 補体	抗原と抗体が結合した免疫複合体が組織（臓器）に沈着し，組織が傷害される	急性糸球体腎炎，ループス腎炎，血清病
Ⅳ	遅延型	細胞性免疫	感作 T 細胞	抗原と結合した感作 T 細胞がサイトカインを放出し，細胞性免疫を活性化して炎症を起こす	ツベルクリン反応，アレルギー性接触皮膚炎，移植片対宿主病

10.2　食物アレルギー

A.　どんな病気か

　外来物質の一つである食物（抗原（アレルゲン））が生体に入ってきて抗体（IgE抗体）が産生されると，その抗体は組織のマスト細胞（肥満細胞）や白血球のひとつである好塩基球の表面に付着する．そして再び同じ抗原が入ってくると，細胞の表面で抗原抗体反応を起こし，マスト細胞や好塩基球の内部から，**ヒスタミン**，ロイコトリエンC4，ロイコトリエンD4，ロイコトリエンE4，血小板活性化因子（PAF）などの化学伝達物質が放出される．これらの化学伝達物質が直接または引き寄せられた白血球の一つである好中球や好酸球などを介してアレルギー反応を惹起する．

　食物アレルギーは皮膚症状が多いが，あらゆる部分に症状が現れる（表10.3）.臨床現場では実際に症状が発現するかどうかで糸口をつかみ，気管支や鼻粘膜，皮膚など局所反応の程度をみる．原因食物は，乳幼児期に卵，**牛乳**，**小麦**が多く，学童・成人で新規発症してくる甲殻類，魚類，果物，**そば**，落花生の割合が増えてくる．即時型症状は乳幼児期に多く，学童期以降の耐性は得られにくい．

B.　どうやって評価するか

①アレルゲンの検出：患者の詳細な病歴やアレルギー症状の聴取からアレルゲンを推定し，皮膚テスト（プリックテスト，スクラッチテスト，皮内テスト）や血中IgE抗体の測定で確かめるのが一般的である．血清を用いる検査では，従来IgEに対する特異抗体を用いて，血清中に存在するIgEの総量を測定するRIST法，アレルギーの原因となるアレルゲンに対する特異なIgE量を測定するRAST法が用いられてきた．しかし，近年ではアレルギー疾患における原因

臓器	症状
皮膚	紅斑，蕁麻疹，血管性浮腫，瘙痒，灼熱感，湿疹
粘膜	結膜充血・浮腫，瘙痒感，流涙，眼瞼浮腫，鼻汁，鼻閉，くしゃみ，口腔・咽頭・口唇・舌の違和感・腫脹
呼吸器	喉頭違和感・瘙痒感・絞扼感，嗄声，嚥下困難，咳嗽，喘鳴，陥没呼吸，胸部圧迫感，呼吸困難，チアノーゼ
消化器	悪心，嘔吐，腹痛，下痢，血便
神経	頭痛，活気の低下，眠気，不穏，意識障害，失禁
循環器	血圧低下，頻脈，徐脈，不整脈，四肢冷感，蒼白（末梢循環不全）

表10.3　食物アレルギーの症状
［食物アレルギー診療ガイドライン2021，p.21，協和企画（2021）］

アレルゲンに対して一度に項目別で判別できる方法でIgE抗体を検索検出するマルチアレルゲン特異的IgE抗体法（MAST）に移行しつつある．アレルギー疾患患者では通例6種類以上の抗原に対して反応する場合がまれではなく，このことからMAST法の有用性が評価され国内外で採用されるようになった．MAST法では，米，小麦，トウモロコシ，ゴマ，そば，卵白，牛乳，小麦，落花生，大豆の10項目のアレルゲンを検索できるが，患者の症状をアレルゲン別に個々の症状として陽性陰性のように判定することはできない．

②成長度：食物アレルギーに対するストレスは患者本人だけでなく，保護者も抱え，過剰に食事を制限してしまうことが多い．その結果，十分な食事量が確保できなかったり，偏った食事などから，年齢相応の成長がみられなくなる．身長，体重，食事摂取量などから，患者の成長度を評価する必要がある．

C. どれくらいの栄養量が必要か

食物アレルギーは各年齢層でその病態や症状，予後に特徴があり，各年齢と性別において日本人の食事摂取基準に準じて設定する．

アレルゲンの除去に関しては，正しい診断に基づいた必要最低限の**原因食物の除去**を行うことが原則で，単に疑わしいというだけで不必要に漫然と除去を指導するようなことは避ける．また，単に血液検査で特異IgE抗体陽性という所見だけで除去を開始されることはない．対応や管理には年齢を考慮して慎重に行う．

D. どんな食事か

特異IgE抗体を介するものと介さないものとがあるが，いずれも食物アレルギーの治療はアレルゲンの回避（除去）を中心とした除去食物療法が基本となる．単に，原因食品を食べないとすることでなく，除去食品の代わりになり，かつアレルギー反応がでない食品を食べるようにする（**代替食**）．「代わりに食べる」ことなので，この代替食品は除去食品とよく似た栄養素を含む食品でなければならない．たとえば，卵，大豆，魚介類，肉類の中に除去食品があれば，この中で代替食品を選ぶ（例：卵の代わりに大豆，エビのかわりに白身魚，豆腐のかわりに魚や肉など）．牛乳・乳製品が除去食品であれば，カルシウムの多い小魚，大豆製品，小松菜，切り干し大根などを代替食品にする．小麦の代替食品は主食として食べることができる米，米粉，ビーフンとし，おやつとしてならいも類やトウモロコシなどもよい．

なお，小麦や大豆はほとんどの調味料や加工品に含まれているので，それらを完全に除去する場合は，原材料に特に注意して使用しなければならない．また，アレルゲンは加熱によって低アレルゲン性となり，個々人によって症状が軽減し，喫食が可能となる場合があり，指導時に加齢とともに変化することを伝える．

表10.4に食物アレルギー（除去食）の献立例を示す．

表10.4　小児アレルギー食（幼児食　禁止：小麦，卵，乳）のための献立例
（1,300 kcal，タンパク質 50 g，脂質 30 g）

	料理・食品名		可食部 (g)	エネルギー (kcal)	タンパク質 (g)	脂質 (g)
朝食	ごはん	精白米 うるち米	100	156	2	0.2
	さけの塩焼き	しろさけ	40	50	7.6	1.5
		食塩	0.3	0	0	0
	ドレッシングあえ	キャベツ	20	4	0.2	0
		ブロッコリー	30	11	1.1	0.1
		にんじん	10	3	0.1	0
		オリーブ油	5	45	0	4.9
		穀物酢	5	1	0	0
		食塩	0.5	0	0	0
		上白糖	1	4	0	0
		こしょう 黒 粉	0.01	0	0	0
	おぼろこんぶ	削り昆布	2	4	0.1	0
	ジュース	バレンシアオレンジ ストレートジュース	120	54	0.6	Tr
昼食	ごはん	精白米 うるち米	100	156	2	0.2
	鶏の塩竜田揚げ	にわとり もも 皮つき	40	76	6.8	5.4
		清酒 普通酒	1	1	0	0
		みりん	1	2	0	Tr
		食塩	0.5	0	0	0
		調合油	5	44	0	4.9
	付け合わせ	レタス	5	1	0	Tr
		きゅうり	10	1	0.1	Tr
	焼きビーフン	ビーフン	10	36	0.6	0.2
		ぶた もも 脂身つき	20	34	3.4	1.9
		青ピーマン	5	1	0	0
		たまねぎ	20	7	0.1	Tr
		にんじん	5	2	0	0
		調合油	3	27	0	2.9
		食塩	0.6	0	0	0
		こしょう 黒 粉	0.01	0	0	0
	わかめスープ	カットわかめ	1	2	0.1	0
		中華だし	120	4	0.8	0
		食塩	0.8	0	0	0
		ごま むき	0.1	1	0	0
	果物	バナナ	50	47	0.4	0.1
おやつ	米粉おにまんじゅう	米粉	15	53	0.8	0.1
		さつまいも	30	38	0.2	0
		じゃがいもでん粉	3.5	12	0	0
		ベーキングパウダー	1.5	2	Tr	0
		上白糖	15	59	0	0
		水	25	—	—	—

（つづく）

表 10.4（つづき）

夕食	ごはん	精白米 うるち米	100	156	2	0.2
	たらのトマト煮	まだら	60	43	8.5	0.1
		じゃがいも	40	24	0.5	Tr
		赤色トマト	20	4	0.1	0
		食塩	1	0	0	0
		トマトケチャップ	20	21	0.2	0
		洋風だし	100	6	0.6	0
		こしょう 黒 粉	0.01	0	0	0
	こまつなの白和え	木綿豆腐	30	22	2	1.4
		こまつな	20	3	0.3	0
		にんじん	5	2	0	0
		油揚げ	3	11	0.7	0.9
		食塩	0.5	0	0	0
		上白糖	1	4	0	0
	はるさめサラダ	緑豆はるさめ 乾	5	17	0	0
		きゅうり	30	4	0.2	Tr
		食塩	0.3	0	0	0
		上白糖	0.5	2	0	0
		調合油	1	9	0	1
		ごま むき	0.5	3	0.1	0.2
	グレープゼリー	ぶどう ストレート ジュース	70	38	0.2	0.1
		上白糖	5	20	0	0
		ゼラチン	1.1	4	0.9	0
合計				1,331	43.3	26.3

アレルギー表示

2015（平成27）年4月1日から食品表示法の施行により，食物アレルギーの原因となる特定原材料の表示が義務化された．

【表示の義務：7品目】 えび，かに，小麦，そば，卵，乳，落花生

【表示の推奨：21品目】 アーモンド，あわび，いか，いくら，オレンジ，カシューナッツ，キウイフルーツ，牛肉，くるみ*，ごま，さけ，さば，大豆，鶏肉，バナナ，豚肉，まつたけ，もも，やまいも，りんご，ゼラチン

* 2025年4月1日から義務となる．

10.3　自己免疫疾患

　生体においては自己の体成分に対して免疫反応を起こさないように調節されている免疫寛容が何らかの機序により破綻して，自己の体成分に対して抗体を産生するようになることがしばしばみられ，こうしてできた抗体は**自己抗体**といわれる．自己抗体によって自己の細胞や組織の傷害をきたすことにより惹起される疾患を**自己免疫疾患**という（表10.5）．つまり，自己の組織が自分の免疫系に攻撃されて組織の生理的な機能が減弱するばかりでなく，細胞そのものが破壊される．自己反応性にかかわる自己ー非自己の識別はリンパ球が分化の段階で獲得する．

表 10.5　自己免疫疾患

	疾患名	
臓器特異性自己免疫疾患	・橋本病 ・バセドウ病 ・悪性貧血 ・自己免疫性委縮性胃炎 ・アジソン病 ・1型糖尿病 ・男性不妊症 ・自己免疫性肝炎	・重症筋無力症 ・尋常性天疱瘡 ・類天疱瘡 ・自己免疫性溶血性貧血 ・特発性血小板減少性紫斑病 ・グッドパスチャー症候群 ・原発性胆汁性肝硬変 ・急速進行性糸球体腎炎
全身性自己免疫疾患	・関節リウマチ（RA） ・多発性筋炎／皮膚筋炎 ・強皮症 ・クレスト症候群 ・混合性結合組織病（MCTD）	・全身性エリテマトーデス（SLE） ・血管炎症候群（MPA，GPA，EGPA） ・抗リン脂質抗体症候群 ・シェーグレン症候群

ステロイド薬と食事

　多種の疾患に使われる薬の中に，ステロイド薬がある．ステロイド薬とは副腎皮質ホルモンのコルチゾール（糖質コルチコイド）のことで，プレドニゾロンという薬品がよく使用される．その働きには，炎症を抑えること，免疫を制御することがあるので，多くの自己免疫疾患の患者が服用している．

　ステロイド薬の副作用の一つに食欲増進がある．しかし，長期使用によって，糖尿病，高血圧症，動脈硬化症，肥満症などの発症リスクが高くなる強い傾向がみられる．原疾患に対応する栄養療法が基準であるが，食欲が増すなかで，決められた量をしっかり守ることがとても大切になる．

演習10-1　食物アレルギーの原因食物と症状について説明せよ.

演習10-2　アレルギー表示が義務づけられている食品を挙げよ.

演習10-3　食物アレルゲンの除去についての原則を書け.

11. 摂食機能低下

11. 1　摂食機能低下の成因

A. 摂食機能低下

　摂食機能低下とは，咀嚼または嚥下する能力が低下したため，食物がうまく飲み込めないことである．加齢または脳血管障害などにより摂食機能が低下すると，経口摂取量が少なくなり，栄養状態に支障をきたす．摂食障害の原因疾患には機能的原因と器質的原因，また心理的原因がある（表11.1）．さらに，加齢に伴うさまざまな要因が重なって摂食機能を低下させる（表11.2）．

B. 嚥下のメカニズム

　この過程は，①認知期（先行期），②口への取り込み，③準備期，④口腔期，⑤咽頭期，⑥食道期と5期に分類される．②においては外部から観察できる（図11.1）．

　認知期に注意力が散漫であったり，準備期に食べ物をボロボロこぼしたり，口腔期に時間がかかりすぎると誤嚥が疑われる．また咽頭期にむせたり，咳き込ん

表 11.1　摂食・嚥下障害の原因

機能的原因	脳血管障害，外傷性脳損傷，脳性麻痺，パーキンソン病など
器質的原因	歯の喪失，食道がん，食道裂孔ヘルニア，食道炎など
心理的原因	認知症，うつ病，心身症など

表 11.2　加齢に伴う摂食・嚥下障害の原因

味覚が衰える	胃腸の働きが低下する
唾液の分泌が減少する	体力・免疫力の低下
喉の渇きに気づきにくい	意欲の低下
噛む力・飲み込む力が弱くなる	残存歯数や義歯の問題　など
消化液の分泌が少なくなる	

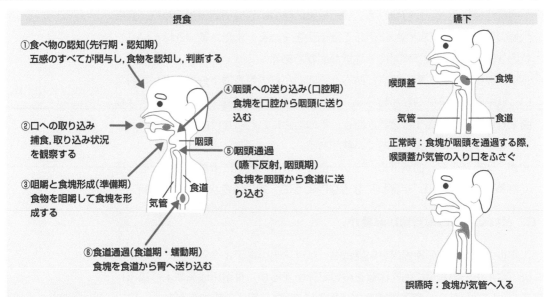

摂食

①食べ物の認知（先行期・認知期）
　五感のすべてが関与し，食物を認知し，判断する

②口への取り込み
　捕食，取り込み状況
　を観察する

③咀嚼と食塊形成（準備期）
　食物を咀嚼して食塊を形
　成する

④咽頭への送り込み（口腔期）
　食塊を口腔から咽頭に送り
　込む

⑤咽頭通過
　（嚥下反射，咽頭期）
　食塊を咽頭から食道に送
　り込む

⑥食道通過（食道期・蠕動期）
　食塊を食道から胃へ送り込む

咽頭

食道

気管

嚥下

喉頭蓋　　　　　　食塊

気管　　　　　　　食道

正常時：食塊が咽頭を通過する際，
喉頭蓋が気管の入り口をふさぐ

誤嚥時：食塊が気管へ入る

図 11.1　嚥下のメカニズムと誤嚥

だり，食道期に胸やけなどの症状があるときも誤嚥が疑われる．

11.2　嚥下障害

A.　どんな病気か

　嚥下障害とは，飲食物や唾液の飲み込みに障害があることをいう．つまり嚥下運動が障害されて起こる「摂食障害」を「嚥下障害」という．近年では，摂食・嚥下障害というくくりで使われている．

　嚥下障害の原因としては嚥下反射の遅延や咳反射の低下などが考えられる．嚥下障害は食べる楽しみが奪われるだけでなく，十分な摂取量を確保できなくなる．食事の摂取量が不足すると低栄養や脱水，サルコペニアに陥りやすい．また誤嚥により飲食物が肺に入ると誤嚥性肺炎を引き起こす．経口摂取は生活の質（QOL）の向上に深くかかわっている．それゆえ，嚥下障害に対するマネージメントは重要である．

B.　どうやって評価するのか（栄養アセスメント）

①嚥下機能：嚥下障害の有無の確認や評価として，画像診断を行わない反復唾液嚥下テスト（RSST），改訂水飲みテスト（冷水3 mLを口腔底に注ぎ嚥下を行う）や食物テスト（茶さじ1杯分のゼリーやプリンを舌背前部に置き，食べさせる）などを行う．さらに詳しく検査するために，画像診断である嚥下造影検査（VF）や嚥

下内視鏡検査（VE）が行われる．評価結果に基づいて嚥下訓練が行われ，直接訓練の場合は，そのレベルに応じて食形態を決める．また，気づきにくい「むせのない誤嚥（不顕性誤嚥）」にも注意が必要である．

②食事摂取量：摂食・嚥下障害があると，ほとんどの患者は十分な食事が摂れない．低栄養があるにもかかわらず，十分な食事摂取量が確保できない場合は経腸栄養法なども考慮する必要がある．そのために，どれだけの栄養量が不足しているのか，常に把握しておく必要がある．

③BMI，体重減少率，血清アルブミン：食事摂取量の低下により，栄養状態は悪くなるケースが多い．手遅れにならないように，常に栄養状態の評価を行う．

C. どれくらいの栄養量が必要か

①エネルギー：ほかの疾患がない場合は，ハリス・ベネディクトの式で求めた基礎エネルギー消費量に活動係数を乗じて算出するか，食事摂取基準より算出してもよい．しかし，嚥下障害を伴う患者は75歳を超える高齢者が多く，確立された算出方法はない．体重の増減をチェックしながら，エネルギー投与量を調節する．高齢者は個人差が大きいため，個別にきめ細かな対応が求められる（表11.3）．

②タンパク質：食事摂取基準に準ずる．

③水分量：食物以外から1,000 mL／日程度を摂取するように心がける．

D. どんな食事か（食事療法の内容）

嚥下障害がある患者の食事内容の注意点を表11.4に示す．障害の進行度，部位などにより，摂取できる内容が異なるため，個人の状況に合わせて，粘度・物性などを考慮する．日本摂食嚥下リハビリテーション学会は「嚥下調整食分類2021」で，食事内容（表11.5）ととろみ（表11.6）の基準を示した．とろみ調整品な

表11.4　嚥下障害のある患者の食事内容の注意点

嚥下調整食に向かない食品でも，①とろみをつける，ゼリー状にする，②ミキサーで粉砕してつなぎや酵素入り増粘剤を加えてかたさを調整する，③油脂類を加えてまとまりやすくする，④麺類は適度な長さに切る，汁にとろみをつける，⑤酢は加熱により酸味をとばしたり，量を加減したり，薄めたりする，⑥切り方を工夫し，工夫しても難しい場合は取り除くなどの工夫をすることで，安全に美味しく食べることができる．また，噛んだときに水分がでてくる食べ物は避け，水分がでてきた場合はとろみ剤を加える．

[嚥下障害ポケットマニュアル第4版，p.233～235，聖隷嚥下チーム 医歯薬出版（2018）より改変]

摂食嚥下調整食の食事	嚥下調整食に向かない食品
①流動性が強くなく，適度な粘性がある　温度により食べ物の形状，質が変化しにくい	①さらさらとした液体（水，お茶，ジュース，汁物）
②液体と固体など複数の物性が混在しない	②硬いもの（固まり肉，いか，こんにゃく，きのこ類，ごま）
③硬すぎず，軟らかすぎず，適度に咀嚼しやすい　咀嚼してもバラバラになりにくく，口腔内でまとまりやすい	③食物繊維の多いもの（青菜類，ごぼう，れんこん，魚類）
④歯や口腔内，のどにくっつきにくい	④パサパサしているもの（焼いたパン，ゆで卵，いも類）
⑤見た目がおいしそうに感じられる	⑤すすらないと食べられないもの（麺類，お茶漬け）
⑥嚥下反射を誘発しやすい冷たいもの（10～15℃）　温かいもの（60℃前後）	⑥酸味の強いもの（酢，柑橘類など）
⑦ティースプーンにのるくらいの大きさのもの　全体量が多くないもの	⑦塊の大きいもの，のどに詰まりやすいもの（餅，ピーナッツ，大豆など）

表 11.3 嚥下調整食

藤田医科大学 七栗記念病院 咀嚼・嚥下調整食内容

食種		エネルギー (kcal)	対応 (臨床的重症度分類)	目的・特色	学会分類2021提唱 形態基準
嚥下調整食	開始食 (ゼリー1品)	150	嚥下方法や姿勢等に工夫をすれば少量の摂取が可能. 直接訓練は専門施設*1)でなければならない.	重度の症例に対する評価・訓練用. 少量をすくってそのまま丸飲み可能. 残留した場合にも吸引が容易. たんぱく質含有量が少ない.	分類:[コード0j] 均質で付着性・凝集性・かたさに配慮したゼリー. 離水が少なく, スライス状にすくうことが可能なもの.
	ペースト食	1600	嚥下方法や姿勢等に工夫をすればペースト状のものが摂取できる. (水分誤嚥)	口腔内の簡単な操作で食塊状となっているもの. (咽頭では残留, 誤嚥をしにくいように配慮したもの)	分類:[コード2-1] ピューレ・ペースト・ミキサー食など, 均質でなめらかで, べたつかず, まとまりやすいもの. スプーンですくって食べることが可能なもの.
		1400			
		800			
	粒ペースト食	1600	調整された食形態であれば, 実用的な経口摂取が可能. 食塊形成は困難で, 口腔や咽頭の残留は多い. 水分や, 噛んだ時に食物から水分が出るものは誤嚥する. (水分誤嚥〜機会誤嚥)		分類:[コード2-2] ピューレ・ペースト・ミキサー食など, 不均質でなめらかで, べたつかず, まとまりやすいものを含む. スプーンですくって食べることが可能なもの.
		1400			
		800			
	トロミやわらか食	1800	水分や固形物と液体の混合物など, ある一定の条件では誤嚥する. 咀嚼に問題 (食塊形成が不良, 咬合がないなど) がある. (機会誤嚥)	舌と口蓋間で押しつぶしが可能なもの. 押しつぶしや送り込みの口腔操作を要し (あるいはそれらの機能を賦活し), かつ誤嚥のリスク軽減に配慮がなされているもの.	分類:[コード3] 形はあるが, 押しつぶしが容易, 食塊形成や移送が容易, 咽頭でばらけず, 嚥下しやすいように配慮されたもの. 多量の離水がない.
		1600			
		1400			
		1200			
		800			
	トロミ軟菜一口大食	2000	やや咀嚼力は弱いが, 食塊形成は可能である. 水分や固形物と液体の混合物など, ある一定の条件では誤嚥する. (機会誤嚥)	咀嚼力がやや弱い方でも食べやすい食形態. 誤嚥のリスク軽減に配慮がなされているもの. 窒息のリスクに配慮された食事ではない.	分類:[コード外] 咀嚼力が弱くなってきた高齢者の方でも, 容易に噛めるように配慮された食事. 多量の離水がない.
		1800			
		1600			
		1400			
		1200			
		800			
		500			
咀嚼配慮食	やわらか食	1800	咀嚼に問題 (食塊形成が不良, 咬合がないなど) があるが, 咽頭期は保たれている. 水分や, 固形物と液体の混合物でも誤嚥しない. (口腔問題)	舌と口蓋間で押しつぶしが可能なもの. 押しつぶしや送り込みの口腔操作を要し (あるいはそれらの機能を賦活し), かつ誤嚥のリスク軽減に配慮がなされているもの.	分類:[コード4] かたさ・ばらけやすさ・貼りつきやすさなどのないもの. 箸やスプーンで切れるやわらかさ.
		1600			
		1400			
		1200			
		800			
		500			
	軟菜食	2000	咀嚼に大きな問題がないが, やや咀嚼力が弱い. 消化器官に問題があり, 配慮が必要である. (軽度問題〜正常範囲)	咀嚼力がやや弱い方でも食べやすい食形態. 窒息のリスクに配慮された食事ではない.	分類:[コード外] 咀嚼力が弱くなってきた高齢者の方でも, 容易に噛めるように配慮された食事.
		1800			
		1600			
		1400			
		1200			
		800			
		500			

*1) 嚥下障害に対応可能な専門施設であること.

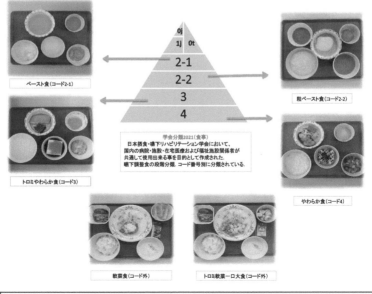

ペースト食 (コード2-1)
粒ペースト食 (コード2-2)
トロミやわらか食 (コード3)
やわらか食 (コード4)
軟菜食 (コード外)
トロミ軟菜一口大食 (コード外)

0j
1j 0t
2-1
2-2
3
4

学会分類2021 (食事)
日本摂食・嚥下リハビリテーション学会において, 国内の病院・施設・在宅医療および福祉施設関係者が共通して使用出来る事を目的として作成された. 嚥下調整食の段階分類. コード番号別に分類されている.

表 11.5 嚥下調整食学会分類 2021（食事）早見表

コード【I-8項】		名称	形態	目的・特色	主食の例	必要な咀嚼能力【I-10項】	他の分類との対応【I-7項】
0	j	嚥下訓練食品0j	均質で，付着性・凝集性・かたさに配慮したゼリー．離水が少なく，スライス状にすくうことが可能なもの	重度の症例に対する評価・訓練用　少量をすくってそのまま丸呑み可能．残留した場合にも吸引が容易　タンパク質含有量が少ない		（若干の送り込み能力）	嚥下食ピラミッドL0　えん下困難者用食品許可基準I
	t	嚥下訓練食品0t	均質で，付着性・凝集性・かたさに配慮したとろみ水（原則的には，中間のとろみあるいは濃いとろみ*のどちらかが適している）	重度の症例に対する評価・訓練用　少量ずつ飲むことを想定　ゼリー丸呑みで誤嚥したりゼリーが口中で溶けてしまう場合　タンパク質含有量が少ない		（若干の送り込み能力）	嚥下食ピラミッドL3の一部（とろみ水）
1	j	嚥下調整食1j	均質で，付着性，凝集性，かたさ，離水に配慮したゼリー・プリン・ムース状のもの	口腔外で既に適切な食塊状となっている（少量をすくってそのまま丸呑み可能）　送り込む際に多少意識して口蓋に舌を押しつける必要がある．0jに比し表面のざらつきあり	おもゆゼリー，ミキサー粥のゼリーなど	（若干の食塊保持と送り込み能力）	嚥下食ピラミッドL1・L2　えん下困難者用食品許可基準II　UDF区分かまなくてもよい（ゼリー状）
2	1	嚥下調整食2-1	ピューレ・ペースト・ミキサー食など，均質でなめらかで，べたつかず，まとまりやすいもの　スプーンですくって食べることが可能なもの	口腔内の簡単な操作で食塊状となるもの（咽頭では残留，誤嚥をしにくいように配慮したもの）	粒がなく，付着性の低いペースト状のおもゆや粥	（下顎と舌の運動による食塊形成能力および食塊保持能力）	嚥下食ピラミッドL3　えん下困難者用食品許可基準III　UDF区分かまなくてもよい
	2	嚥下調整食2-2	ピューレ・ペースト・ミキサー食などで，べたつかず，まとまりやすいもので不均質なものを含む　スプーンですくって食べることが可能なもの		やや不均質（粒がある）でもやわらかく，離水もなく付着性も低い粥類	（下顎と舌の運動による食塊形成能力および食塊保持能力）	嚥下食ピラミッドL3　えん下困難者用食品許可基準III　UDF区分かまなくてもよい
3		嚥下調整食3	形はあるが，押しつぶしが容易，食塊形成や移送が容易，咽頭でばらけず嚥下しやすいように配慮されたもの　多量の離水がない	舌と口蓋間で押しつぶしが可能なもの　押しつぶしや送り込みの口腔操作を要し（あるいはそれらの機能を賦活し），かつ誤嚥のリスク軽減に配慮がなされているもの	離水に配慮した粥など	舌と口蓋間の押しつぶし能力以上	嚥下食ピラミッドL4　UDF区分舌でつぶせる
4		嚥下調整食4	かたさ・ばらけやすさ・貼りつきやすさなどのないもの　箸やスプーンで切れるやわらかさ	誤嚥と窒息のリスクを配慮して素材と調理方法を選んだもの　歯がなくても対応可能だが，上下の歯槽堤間で押しつぶあるいはすりつぶすことが必要で舌と口蓋間で押しつぶすことは困難	軟飯・全粥など	上下の歯槽堤間の押しつぶし能力以上	嚥下食ピラミッドL4　UDF区分舌でつぶせるおよびUDF区分歯ぐきでつぶせるおよびUDF区分容易にかめるの一部

学会分類 2021 は，概説・総論，学会分類 2021（食事），学会分類 2021（とろみ）からなり，それぞれの分類には早見表が作成されている．本表は学会分類 2021（食事）の早見表である．本表を使用するにあたっては必ず「嚥下調整食学会分類 2021」の本文を熟読されたい．なお，本表中の【　】表示は，学会分類の本文中の該当箇所を指す．
*上記 0t の「中間のとろみ・濃いとろみ」については，学会分類 2021（とろみ）を参照されたい．
本表に該当する食事において，汁物を含む水分には原則とろみをつける．【I-9項】ただし，個別に水分の嚥下評価を行ってとろみ付けが不要と判断された場合には，その原則は解除できる．他の分類との対応については，学会分類 2021 との整合性や相互の対応が完全に一致するわけではない．【I-7項】
UDF：ユニバーサルデザインフード
［日本摂食嚥下リハビリテーション学会嚥下調整食分類 2021（食事）早見表］

11. 摂食機能低下

表 11.6　学会分類 2021（とろみ）早見表

	段階 1　薄いとろみ【Ⅲ-3 項】	段階 2　中間のとろみ【Ⅲ-2 項】	段階 3　濃いとろみ【Ⅲ-4 項】
英語表記	Mildly thick	Moderately thick	Extremely thick
性状の説明（飲んだとき）	「drink」するという表現が適切なとろみの程度 口に入れると口腔内に広がる液体の種類・味や温度によっては、とろみが付いていることがあまり気にならない場合もある 飲み込む際に大きな力を要しない ストローで容易に吸うことができる	明らかにとろみがあることを感じ、かつ「drink」するという表現が適切なとろみの程度 口腔内での動態はゆっくりですぐには広がらない 舌の上でまとめやすい ストローで吸うのは抵抗がある	明らかにとろみが付いていて、まとまりがよい 送り込むのに力が必要 スプーンで「eat」するという表現が適切なとろみの程度 ストローで吸うことは困難
性状の説明（見たとき）	スプーンを傾けるとすっと流れ落ちる フォークの歯の間から素早く流れ落ちる カップを傾け、流れ出た後には、うっすらと跡が残る程度の付着	スプーンを傾けるととろとろと流れる フォークの歯の間からゆっくりと流れ落ちる カップを傾け、流れ出た後には、全体にコーティングしたように付着	スプーンを傾けても、形状がある程度保たれ、流れにくい フォークの歯の間から流れ出ない ラップを傾けても流れ出ない（ゆっくりと塊になって落ちる）
粘度（mPa·s）【Ⅲ-5 項】	50 ～ 150	150 ～ 300	300 ～ 500
LST 値（mm）【Ⅲ-6 項】	36 ～ 43	32 ～ 36	30 ～ 32
シリンジ法による残留量（mL）【Ⅲ-7 項】	2.2 ～ 7.0	7.0 ～ 9.5	9.5 ～ 10.0

学会分類 2021 は、概説・総論，学会分類 2021（食事），学会分類 2021（とろみ）からなり，それぞれの分類には早見表を作成した．本表は学会分類 2021（とろみ）の早見表である．本表を使用するにあたっては必ず「嚥下調整食学会分類 2021」の本文を熟読されたい．なお，本表中の【　】表示は，学会分類の本文中の該当箇所を指す．粘度：コーンプレート型回転粘度計を用い，測定温度 20℃，ずり落ち度 50 s^{-1} における 1 分後の粘度測定結果【Ⅲ-5 項】．

LST 値：ラインスプレッドテスト用プラスチック測定板を用いて内径 30 mm の金属製リングに試料を 20 mL 注入し，30 秒後にリングを持ち上げ，30 秒後に試料の広がり距離を 6 点測定し，その平均値を LST 値とする【Ⅲ-6 項】．

注 1：LST 値と粘度は完全には相関しない．そのため，特に境界値付近においては注意が必要である．

注 2：ニュートン流体では LST 値が高く出る傾向があるため注意が必要である．

注 3：10mL のシリンジ筒を用い，粘度測定したい液体を 10mL まで入れ，10 秒間自然落下させた後のシリンジ内の残留量である．

[日本摂食嚥下リハビリテーション学会嚥下調整食分類 2021（とろみ）早見表]

表 11.7　摂食・嚥下障害のための献立例（嚥下調整食 3 レベル）(1,300 kcal，タンパク質 50 g)

		料理・食品名	可食部（g）	エネルギー（kcal）	タンパク質（g）	脂質（g）	炭水化物（g）
朝食	全かゆ	[水稲全かゆ] 精白米	200	130	1.8	0.2	29.4
		とろみ調整剤	※適量				
	みそ汁	根深ねぎ	10	4	0.1	Tr	0.6
		なす	20	4	0.1	Tr	0.5
		木綿豆腐	15	11	1	0.7	0.1
		米みそ 赤色辛みそ	8	14	0.9	0.4	1.5
		煮干しだし	120	1	0.1	0.1	0
		とろみ調整剤	※適量				
	スクランブルエッグ	鶏卵	50	71	5.7	4.7	1.7
		にわとり ひき肉	15	26	2.2	1.7	0.5
		たまねぎ	20	7	0.1	Tr	1.4
		にんじん	10	3	0.1	0	0.6

（つづく）

		食品名					
朝食	スクランブルエッグ	上白糖	2	8	0	0	2.0
		こいくちしょうゆ	3	2	0.2	0	0.3
		みりん	1	2	0	Tr	0.4
		清酒 普通酒	1	1	0	0	0.1
		かつお・昆布だし	20	0	0	Tr	0.1
	ヨーグルト	ヨーグルト 低脂肪無糖	70	28	2.4	0.6	2.7
昼食	全かゆ	［水稲全かゆ］精白米	200	130	1.8	0.2	29.4
		とろみ調整剤	※適量				
	肉じゃが	ぶた もも 脂身つき	30	51	5.1	2.9	1.4
		じゃがいも	50	30	0.7	Tr	4.3
		たまねぎ	30	10	0.2	Tr	2.1
		にんじん	15	5	0.1	0	0.9
		さやえんどう	5	2	0.1	0	0.3
		調合油	4	35	0	3.9	0.1
		かつお・昆布だし	50	1	0.1	Tr	0.2
		清酒 普通酒	2	2	0	0	0.1
		みりん	2	5	0	Tr	0.9
		上白糖	1	4	0	0	1.0
		こいくちしょうゆ	5	4	0.3	0	0.4
	豆腐のあんかけ	絹ごし豆腐	90	50	4.8	2.9	0.8
		顆粒中華だし	2	4	0.2	0	0.8
		こいくちしょうゆ	2	2	0.1	0	0.2
		みりん	2	5	0	Tr	0.9
	ほうれんそうの ピーナッツバター あえ	ほうれんそう	50	9	0.9	0.1	0.2
		ピーナッツバター	8	48	1.6	3.8	1.5
		上白糖	3	12	0	0	3.0
		こいくちしょうゆ	2	2	0.1	0	0.2
		かつお・昆布だし	10	0	0	Tr	0
	みかん	うんしゅうみかん 缶詰	50	32	0.3	Tr	7.5
		とろみ調整剤	※適量				
夕食	全かゆ	［水稲全かゆ］精白米	200	130	1.8	0.2	29.4
		とろみ調整剤	※適量				
	たらのムース風 （ミキサー＋蒸す）	まだら	70	50	9.9	0.1	2.5
		ホイップクリーム 乳脂肪	10	41	0.2	3.8	1.6
		食塩	0.2	0	0	0	0
		こしょう 黒 粉	0.01	0	0	0	0
		ぶどう酒 白	4	3	0	Tr	0.1
		マヨネーズ 全卵型	5	33	0.1	3.6	0.1
		トマトケチャップ	3	3	0	0	0.7
	添えトマトペースト	赤色トマト	50	10	0.3	0.1	1.8
		食塩	0.1	0	0	0	0
		とろみ調整剤	※適量				

（つづく）

表 11.7（つづき）

夕食	かぼちゃのピュレ	西洋かぼちゃ	80	62	1	0.2	12.7
		かつお・昆布だし	80	2	0.2	Tr	0.3
		上白糖	3	12	0	0	3.0
		みりん	6	14	0	Tr	2.6
		清酒 普通酒	7	7	0	0	0.4
		こいくちしょうゆ	5	4	0.3	0	0.4
	ブロッコリーとたまねぎのポタージュ	ブロッコリー	30	11	1.1	0.1	0.7
		たまねぎ	40	13	0.3	Tr	2.8
		有塩バター	3	21	0	2.2	0.2
		固形ブイヨン	1	2	0.1	0	0.4
		粉乳 脱脂粉乳	12	42	3.7	0.1	6.6
		とろみ調整剤	※適量				
	バナナ	バナナ 生	50	47	0.4	0.1	10.6
合計				1,262	50.5	32.7	175.0

1）※とろみ調整剤のエネルギーは含まれていない
2）適時，炊飯用カルシウム強化剤，ビタミン・ミネラル強化米などを添加する
3）主菜の肉，魚などはやわらか素材を使用する

どを活用して，嚥下レベルに対応して調整する．経口のみの摂取では栄養量を満たすことが困難な場合は非経口栄養摂取も考える．

嚥下障害のための献立例（嚥下調整食3）を表11.7に示す．

演習11-1　嚥下の過程を順に書け．
演習11-2　嚥下調整食に向かない食品を挙げよ．
演習11-3　嚥下機能は，どのようにして調べるか．
演習11-4　嚥下調整食には，どのようなものがあるか．

付録 1　血液生化学検査・尿検査（栄養素代謝系）

略語は広く認知された表現のみ記載

検査項目	略語	基準値 (基準範囲・成人)	単位	関係疾患	
				高値の場合	低値の場合
糖質系					
血糖（グルコース）	BS	70〜110	mg/dL	糖尿病, 発熱性疾患, 肝硬変, 甲状腺機能亢進症など	インスリノーマ, 下垂体前葉機能低下, 甲状腺機能低下症
ヘモグロビン A1c	HbA1c	4.6〜6.2 (NGSP 値)	%	糖尿病, 腎不全, 慢性アルコール中毒	溶血性貧血
タンパク質系					
総タンパク	TP	6.7〜8.3	g/dL	多発性骨髄腫, マクログロブリン血症, 脱水症, 嘔吐, 下痢, 火傷, 単球性白血病, 感染症	低栄養, ネフローゼ症候群, 吸収不良症候群, 肝硬変, 肝がん, 悪性腫瘍, 悪性貧血
アルブミン	Alb	4.0〜5.0	g/dL		低栄養, ネフローゼ症候群, 腎炎
A/G 比	A/G	1.2〜2.0	比		肝機能が低下する疾患, ネフローゼ症候群など
血中尿素窒素	BUN	6〜20	mg/dL	尿毒症, ネフローゼ症候群, 腎炎, 組織崩壊, 消化管出血, 脱水	妊娠後期, リポイドネフローゼ
尿酸	UA	男 3.7〜7.0 女 2.5〜7.0	mg/dL	高尿酸血症, 痛風, 腎機能障害, HGPRT 欠損症	特発性低尿酸血症, アルコール中毒, ファンコーニ症候群, 肝疾患
クレアチニン	Cr	0.6〜1.3	mg/dL	尿毒症, 腎不全, 前立腺肥大	重症筋ジストロフィー症, 甲状腺機能低下症
クレアチンキナーゼ	CK, CPK	(M)　(F) 57〜197 32〜180	U/ L/37℃	急性心筋梗塞, 進行性筋ジストロフィー症	甲状腺機能亢進症
脂質系					
トリグリセリド（中性脂肪）	TG	50〜149	mg/dL	家族性高脂血症, タンジャー病	甲状腺機能亢進症, アジソン病
総コレステロール	TC	150〜219	mg/dL	家族性高コレステロール血症, ネフローゼ症候群	重症肝実質障害, 原発性低脂血症, 栄養不足
LDL コレステロール	LDL-C	66〜120	mg/dL	家族性高コレステロール血症	無 β リポタンパク血症, 栄養不足, 肝硬変
HDL コレステロール	HDL-C	40〜65	mg/dL	原発性高 HDL-C 血症, 肝性トリグリセリドリパーゼ欠損症	高トリグリセリド血症
遊離脂肪酸	FFA, NEFA	0.14〜0.85	mEq/L	糖尿病, フォン・ギールケ病, 甲状腺機能亢進症, 肥満症, 飢餓	インスリノーマ, 甲状腺機能低下症, 下垂体機能低下症
電解質, ミネラルほか					
ナトリウム	Na	136〜147	mEq/L	尿崩症, クッシング症候群, 脱水症, 原発性アルドステロン症	心不全, ネフローゼ症候群, 肝硬変, 食塩欠乏, 水中毒, 続発性アルドステロン症
クロール	Cl	98〜109	mEq/L	クロール過剰投与, 脱水症	摂取不足, 水分過剰投与, 消化液喪失
カリウム	K	3.6〜5.0	mEq/L	腎不全, アシドーシス, 副腎不全, タンパク異化の亢進, アジソン病	下痢, 嘔吐, アルカローシス, 周期性四肢麻痺, 原発性アルドステロン症
カルシウム	Ca	8.7〜10.1	mg/dL	原発性副甲状腺機能亢進症, 悪性腫瘍, ビタミン D 摂取過剰症, 骨粗鬆症	副甲状腺機能低下症, 腎不全, 高リン血症

無機リン	P	2.4 〜 4.3	mg/dL	副甲状腺機能低下症，腎不全，ビタミンD過剰摂取，ビタミンD摂取過剰による甲状腺機能亢進症	副甲状腺機能亢進症，ビタミンD欠乏症
マグネシウム	Mg	1.8 〜 2.6	mg/dL	腎不全，甲状腺機能低下症	急性アルコール中毒，アルコール性肝硬変
鉄	Fe	(M)　　(F) 54〜200　48〜154	µg/dL	ヘモシテイローシス，ヘモクロマトーシス	鉄欠乏性貧血，大量出血，妊娠
総鉄結合能	TIBC	253〜365　246〜410	µg/dL	鉄欠乏性貧血，真性多血症	悪性腫瘍，感染症
不飽和鉄結合能	UIBC	104〜259　108〜325	µg/dL	鉄欠乏性貧血，真性多血症	再生不良性貧血，溶血性貧血
亜鉛	Zn	65 〜 110	µg/dL	溶血性貧血，赤血球増加症	肝硬変，肝炎，白血病
トランスフェリン	Tf	205 〜 370	mg/dL	慢性鉄欠乏性貧血，バンチ症候群	肝硬変症，ネフローゼ症候群
フェリチン		男 15 〜 160 女 10 〜 60	ng/mL	各種がん，炎症，ヘモクロマトーシス	鉄欠乏性貧血
肝機能検査					
AST（GOT）	AST（GOT）	10 〜 40	U/L/37℃	心筋梗塞，急性肝炎，慢性肝炎	透析患者
ALT（GPT）	ALT（GPT）	5 〜 40	U/L/37℃	急性肝炎，慢性肝炎	透析患者
アルカリホスファターゼ	ALP	80 〜 260	U/L/37℃	閉塞性黄疸，胆管炎，肝がん	家族性低ホスファターゼ血症，亜鉛欠乏
γ-グルタミルトランスフェラーゼ	γ-GT, γ-GTP	70以下　30以下	U/L/37℃	アルコール性肝障害，閉塞性黄疸，転移性肝がん	
コリンエステラーゼ	ChE	203〜460　179〜354	U/L/37℃	ネフローゼ症候群，甲状腺機能亢進症	肝硬変，肝がん，有機リン剤中毒
総ビリルビン	TBil	0.3 〜 1.2	mg/dL	溶血性貧血，肝炎，肝硬変	
直接ビリルビン	D-Bil	0 〜 0.3	mg/dL	肝炎，肝硬変	
間接ビリルビン	I-Bil	0.1 〜 0.8	mg/dL	溶血性疾患	
腎機能検査					
クレアチニンクリアランス（24時間）	CCr	(M) 88.5 〜 155.4 (F) 82.3 〜 111.6	L/日		糸球体腎炎，腎硬化症，うっ血性心不全
尿中アルブミン		2 〜 20	mg/日	糸球体腎炎，ネフローゼ症候群	
尿比重		1.022 以上			腎性尿崩症，腎不全，間質性腎炎，アミロイドーシス
尿浸透圧		850 以上	mOsm/kg		腎性尿崩症，腎不全，間質性腎炎，アミロイドーシス
下垂体機能検査					
甲状腺刺激ホルモン	TSH	0.34 〜 3.5	µU/mL	原発性甲状腺機能低下症，甲状腺全摘後	原発性甲状腺機能亢進症
成長ホルモン	GH	(M)　　(F) 0.42以下　0.66〜3.68	ng/mL	末端肥大症，神経性やせ症	下垂体小人症，汎下垂体機能低下症
副腎皮質刺激ホルモン	ACTH	9 〜 52	pg/mL	アジソン病，副腎全摘後	下垂体機能低下症
甲状腺機能検査					
トリヨードチロニン	T_3	0.8 〜 1.8	ng/mL	甲状腺機能亢進症，先天性TBG増加症	甲状腺機能低下症，TBG減少症
遊離トリヨードチロニン	FreeT_3	2.5 〜 4.5	pg/mL	甲状腺機能亢進症，T_3中毒症	甲状腺機能低下症，低T_3症候群
血清総チロキシン	T_4	4.6 〜 12.6	µg/dL	甲状腺機能亢進症，慢性甲状腺炎	甲状腺機能低下症，先天性TBG欠損症
遊離チロキシン	FreeT_4	0.8 〜 1.8	ng/dL	甲状腺機能亢進症，T_4中毒症	甲状腺機能低下症

膵臓・消化管機能検査					
インスリン	IRI	17 以下	μU/mL	インスリノーマ，インスリン抗体保有者	重症糖尿病，膵摘出
C-ペプチド	CPR	0.6 ～ 2.8	ng/mL	インスリノーマ，糖尿病腎症	インスリン依存型糖尿病，副腎不全
アミラーゼ	AMY	60 ～ 200	U/L/37℃	急性膵炎，慢性膵炎，膵外傷，急性耳下腺炎，腹部手術	膵疾患末期で膵組織の著しい荒廃，重症糖尿病
リパーゼ		11 ～ 53	U/L	急性膵炎，慢性膵炎	膵疾患末期で膵組織の著しい荒廃
血球系					
赤血球数	RBC	男 410 ～ 530 女 380 ～ 480	x10⁴/μL	多血症，脱水	貧血，白血病，悪性腫瘍，出血
ヘモグロビン	Hb	男 14 ～ 18 女 12 ～ 16	g/dL	多血症，脱水	貧血，白血病，悪性腫瘍，出血
ヘマトクリット	Ht	男 36 ～ 48 女 34 ～ 43	%	多血症，脱水	貧血，白血病，悪性腫瘍，出血
平均赤血球容積	MCV	83 ～ 93	fl	大球性貧血	小球性貧血
平均赤血球ヘモグロビン量	MCH	27 ～ 32	pg		低色素性貧血
平均赤血球ヘモグロビン濃度	MCHC	32 ～ 36	%		低色素性貧血
網赤血球数	Ret	0.2 ～ 2.7	%	出血後，溶血性貧血	再生不良性貧血，巨赤芽球性貧血
白血球数	WBC	男 3900 ～ 9800 女 3500 ～ 9100	/mm³	感染症（細菌），白血病，悪性リンパ腫，アレルギー疾患	感染症（ウイルス），血液疾患，抗がん薬
白血球分画					
桿状核好中球		2 ～ 13	%	感染症（細菌），白血病，急性中毒	感染症（ウイルス），抗がん薬
分節核好中球		38 ～ 58	%	感染症（細菌），白血病，急性中毒	感染症（ウイルス），抗がん薬
好酸球		0.2 ～ 6.8	%	アレルギー性疾患，寄生虫症	腸チフス，クッシング症候群
好塩基球		0 ～ 1.0	%	慢性骨髄性白血病，甲状腺疾患	
リンパ球		26.2 ～ 46.6	%	ウィルス感染症，伝染性単核症	免疫不全
単球		2.3 ～ 7.7	%	骨髄単球性白血病，感染症	重症敗血症，悪性貧血
凝固系					
血小板数	Plt	13 ～ 37	x10⁴/μL	炎症性疾患，鉄欠乏性貧血	肝硬変，再生不良性貧血，急性白血病
CRP	CRP	0.3 以下	mg/dL	炎症性疾患	
動脈血ガス					
動脈血酸素分圧	PaO₂	75 ～ 100	mmHg	過換気症候群	肺炎，肺うっ血，心不全，気管支喘息
動脈血二酸化炭素分圧	PaCO₂	35 ～ 45	mmHg	呼吸不全，COPD，心不全	過換気症候群，脳炎，薬物中毒
重炭酸イオン	HCO₃⁻	24 ～ 26	mEq/L	代謝性アルカローシス，呼吸性アシドーシス（代償時）	代謝性アシドーシス，呼吸性アルカローシス（代償時）
pH		7.35 ～ 7.45		アルカローシス	アシドーシス

付録 2　日本人の食事摂取基準（2020 年版）

付表 2.1　推定エネルギー必要量（kcal / 日）

性　別	男　性			女　性		
身体活動レベル*1	I	II	III	I	II	III
0〜 5（月）	—	550	—	—	500	—
6〜 8（月）	—	650	—	—	600	—
9〜11（月）	—	700	—	—	650	—
1〜 2（歳）	—	950	—	—	900	—
3〜 5（歳）	—	1,300	—	—	1,250	—
6〜 7（歳）	1,350	1,550	1,750	1,250	1,450	1,650
8〜 9（歳）	1,600	1,850	2,100	1,500	1,700	1,900
10〜11（歳）	1,950	2,250	2,500	1,850	2,100	2,350
12〜14（歳）	2,300	2,600	2,900	2,150	2,400	2,700
15〜17（歳）	2,500	2,800	3,150	2,050	2,300	2,550
18〜29（歳）	2,300	2,650	3,050	1,700	2,000	2,300
30〜49（歳）	2,300	2,700	3,050	1,750	2,050	2,350
50〜64（歳）	2,200	2,600	2,950	1,650	1,950	2,250
65〜74（歳）	2,050	2,400	2,750	1,550	1,850	2,100
75 以上（歳）*2	1,800	2,100	—	1,400	1,650	—
妊婦（付加量）*3 初期				+50	+50	+50
中期				+250	+250	+250
後期				+450	+450	+450
授乳婦（付加量）				+350	+350	+350

＊1　身体活動レベルは，低い，ふつう，高いの 3 つのレベルとして，それぞれ I，II，III で示した．＊2　レベル II は自立している者，レベル I は自宅にいてほとんど外出しない者に相当する．レベル I は高齢者施設で自立に近い状態で過ごしている者にも適用できる値である．＊3　妊婦個々の体格や妊娠中の体重増加量及び胎児の発育状況の評価を行うことが必要である．注1：活用に当たっては，食事摂取状況のアセスメント，体重及び BMI の把握を行い，エネルギーの過不足は体重の変化又は BMI を用いて評価すること．注2：身体活動レベル I の場合，少ないエネルギー消費量に見合った少ないエネルギー摂取量を維持することになるため，健康の保持・増進の観点からは，身体活動量を増加させる必要がある．

付表 2.2　参照体重における基礎代謝量

性　別	男　性			女　性		
年齢（歳）	基礎代謝基準値（kcal/kg 体重 / 日）	参照体重（kg）	基礎代謝量（kcal/ 日）	基礎代謝基準値（kcal/kg 体重 / 日）	参照体重（kg）	基礎代謝量（kcal/ 日）
1〜2	61.0	11.5	700	59.7	11.0	660
3〜5	54.8	16.5	900	52.2	16.1	840
6〜7	44.3	22.2	980	41.9	21.9	920
8〜9	40.8	28.0	1,140	38.3	27.4	1,050
10〜11	37.4	35.6	1,330	34.8	36.3	1,260
12〜14	31.0	49.0	1,520	29.6	47.5	1,410
15〜17	27.0	59.7	1,610	25.3	51.9	1,310
18〜29	23.7	64.5	1,530	22.1	50.3	1,110
30〜49	22.5	68.1	1,530	21.9	53.0	1,160
50〜64	21.8	68.0	1,480	20.7	53.8	1,110
65〜74	21.6	65.0	1,400	20.7	52.1	1,080
75 以上	21.5	59.6	1,280	20.7	48.8	1,010

たんぱく質の食事摂取基準 （推定平均必要量，推奨量，目安量：g／日，目標量：％エネルギー）

性別	男性				女性			
年齢等	推定平均必要量	推奨量	目安量	目標量[1]	推定平均必要量	推奨量	目安量	目標量[1]
0～ 5（月）	—	—	10	—	—	—	10	—
6～ 8（月）	—	—	15	—	—	—	15	—
9～11（月）	—	—	25	—	—	—	25	—
1～ 2（歳）	15	20	—	13～20	15	20	—	13～20
3～ 5（歳）	20	25	—	13～20	20	25	—	13～20
6～ 7（歳）	25	30	—	13～20	25	30	—	13～20
8～ 9（歳）	30	40	—	13～20	30	40	—	13～20
10～11（歳）	40	45	—	13～20	40	50	—	13～20
12～14（歳）	50	60	—	13～20	45	55	—	13～20
15～17（歳）	50	65	—	13～20	45	55	—	13～20
18～29（歳）	50	65	—	13～20	40	50	—	13～20
30～49（歳）	50	65	—	13～20	40	50	—	13～20
50～64（歳）	50	65	—	14～20	40	50	—	14～20
65～74（歳）[2]	50	60	—	15～20	40	50	—	15～20
75 以上（歳）[2]	50	60	—	15～20	40	50	—	15～20
妊 婦（付加量） 初期					+0	+0	—	—[3]
中期					+5	+5	—	—[3]
後期					+20	+25	—	—[4]
授乳婦（付加量）					+15	+20	—	—[4]

1 範囲に関しては，おおむねの値を示したものであり，弾力的に運用すること． 2 65歳以上の高齢者について，フレイル予防を目的とした量を定めることは難しいが，身長・体重が参照体位に比べて小さい者や，特に75歳以上であって加齢に伴い身体活動量が大きく低下した者など，必要エネルギー摂取量が低い者では，下限が推奨量を下回る場合があり得る．この場合でも，下限は推奨量以上とすることが望ましい． 3 妊婦（初期・中期）の目標量は，13～20％エネルギーとした． 4 妊婦（後期）及び授乳婦の目標量は，15～20％エネルギーとした．

脂質の食事摂取基準 （％エネルギー）

性別	男性		女性	
年齢等	目安量	目標量[1]	目安量	目標量[1]
0～ 5（月）	50	—	50	—
6～11（月）	40	—	40	—
1～ 2（歳）	—	20～30	—	20～30
3～ 5（歳）	—	20～30	—	20～30
6～ 7（歳）	—	20～30	—	20～30
8～ 9（歳）	—	20～30	—	20～30
10～11（歳）	—	20～30	—	20～30
12～14（歳）	—	20～30	—	20～30
15～17（歳）	—	20～30	—	20～30
18～29（歳）	—	20～30	—	20～30
30～49（歳）	—	20～30	—	20～30
50～64（歳）	—	20～30	—	20～30
65～74（歳）	—	20～30	—	20～30
75 以上（歳）	—	20～30	—	20～30
妊 婦			—	20～30
授乳婦			—	20～30

1 範囲に関しては，おおむねの値を示したものである．

飽和脂肪酸の食事摂取基準 （%エネルギー）[1,2]

性　別	男　性	女　性
年齢等	目標量	目標量
0〜 5（月）	―	―
6〜11（月）	―	―
1〜 2（歳）	―	―
3〜 5（歳）	10 以下	10 以下
6〜 7（歳）	10 以下	10 以下
8〜 9（歳）	10 以下	10 以下
10〜11（歳）	10 以下	10 以下
12〜14（歳）	10 以下	10 以下
15〜17（歳）	8 以下	8 以下
18〜29（歳）	7 以下	7 以下
30〜49（歳）	7 以下	7 以下
50〜64（歳）	7 以下	7 以下
65〜74（歳）	7 以下	7 以下
75 以上（歳）	7 以下	7 以下
妊　婦		7 以下
授乳婦		7 以下

1 飽和脂肪酸と同じく，脂質異常症及び循環器疾患に関与する栄養素としてコレステロールがある．コレステロールに目標量は設定しないが，これは許容される摂取量に上限が存在しないことを保証するものではない．また，脂質異常症の重症化予防の目的からは，200 mg/日未満に留めることが望ましい．

2 飽和脂肪酸と同じく，冠動脈疾患に関与する栄養素としてトランス脂肪酸がある．日本人の大多数は，トランス脂肪酸に関する世界保健機関（WHO）の目標（1%エネルギー未満）を下回っており，トランス脂肪酸の摂取による健康への影響は，飽和脂肪酸の摂取によるものと比べて小さいと考えられる．ただし，脂質に偏った食事をしている者では，留意する必要がある．トランス脂肪酸は人体にとって不可欠な栄養素ではなく，健康の保持・増進を図る上で積極的な摂取は勧められないことから，その摂取は 1%エネルギー未満に留めることが望ましく，1%エネルギー未満でもできるだけ低く留めることが望ましい．

n–6 系脂肪酸の食事摂取基準 （g/日）

性　別	男　性	女　性
年齢等	目安量	目安量
0〜 5（月）	4	4
6〜11（月）	4	4
1〜 2（歳）	4	4
3〜 5（歳）	6	6
6〜 7（歳）	8	7
8〜 9（歳）	8	7
10〜11（歳）	10	8
12〜14（歳）	11	9
15〜17（歳）	13	9
18〜29（歳）	11	8
30〜49（歳）	10	8
50〜64（歳）	10	8
65〜74（歳）	9	8
75 以上（歳）	8	7
妊　婦		9
授乳婦		10

n–3 系脂肪酸の食事摂取基準 （g/日）

性　別	男　性	女　性
年齢等	目安量	目安量
0〜 5（月）	0.9	0.9
6〜11（月）	0.8	0.8
1〜 2（歳）	0.7	0.8
3〜 5（歳）	1.1	1.0
6〜 7（歳）	1.5	1.3
8〜 9（歳）	1.5	1.3
10〜11（歳）	1.6	1.6
12〜14（歳）	1.9	1.6
15〜17（歳）	2.1	1.6
18〜29（歳）	2.0	1.6
30〜49（歳）	2.0	1.6
50〜64（歳）	2.2	1.9
65〜74（歳）	2.2	2.0
75 以上（歳）	2.1	1.8
妊　婦		1.6
授乳婦		1.8

炭水化物の食事摂取基準 （%エネルギー）

性 別	男 性	女 性
年齢等	目標量[1,2]	目標量[1,2]
0 ～ 5（月）	―	―
6 ～ 11（月）	―	―
1 ～ 2（歳）	50 ～ 65	50 ～ 65
3 ～ 5（歳）	50 ～ 65	50 ～ 65
6 ～ 7（歳）	50 ～ 65	50 ～ 65
8 ～ 9（歳）	50 ～ 65	50 ～ 65
10 ～ 11（歳）	50 ～ 65	50 ～ 65
12 ～ 14（歳）	50 ～ 65	50 ～ 65
15 ～ 17（歳）	50 ～ 65	50 ～ 65
18 ～ 29（歳）	50 ～ 65	50 ～ 65
30 ～ 49（歳）	50 ～ 65	50 ～ 65
50 ～ 64（歳）	50 ～ 65	50 ～ 65
65 ～ 74（歳）	50 ～ 65	50 ～ 65
75 以上（歳）	50 ～ 65	50 ～ 65
妊 婦		50 ～ 65
授乳婦		50 ～ 65

1 範囲に関しては，おおむねの値を示したものである．
2 アルコールを含む．ただし，アルコールの摂取を勧めるものではない．

食物繊維の食事摂取基準 （g/日）

性 別	男 性	女 性
年齢等	目標量	目標量
0 ～ 5（月）	―	―
6 ～ 11（月）	―	―
1 ～ 2（歳）	―	―
3 ～ 5（歳）	8 以上	8 以上
6 ～ 7（歳）	10 以上	10 以上
8 ～ 9（歳）	11 以上	11 以上
10 ～ 11（歳）	13 以上	13 以上
12 ～ 14（歳）	17 以上	17 以上
15 ～ 17（歳）	19 以上	18 以上
18 ～ 29（歳）	21 以上	18 以上
30 ～ 49（歳）	21 以上	18 以上
50 ～ 64（歳）	21 以上	18 以上
65 ～ 74（歳）	20 以上	17 以上
75 以上（歳）	20 以上	17 以上
妊 婦		18 以上
授乳婦		18 以上

エネルギー産生栄養素バランス （%エネルギー）

性 別	男 性				女 性			
	目標量[1,2]				目標量[1,2]			
年齢等	たんぱく質[3]	脂 質[4]		炭水化物[5,6]	たんぱく質[3]	脂 質[4]		炭水化物[5,6]
		脂 質	飽和脂肪酸			脂 質	飽和脂肪酸	
0 ～ 11（月）	―	―	―	―	―	―	―	―
1 ～ 2（歳）	13 ～ 20	20 ～ 30	―	50 ～ 65	13 ～ 20	20 ～ 30	―	50 ～ 65
3 ～ 5（歳）	13 ～ 20	20 ～ 30	10 以下	50 ～ 65	13 ～ 20	20 ～ 30	10 以下	50 ～ 65
6 ～ 7（歳）	13 ～ 20	20 ～ 30	10 以下	50 ～ 65	13 ～ 20	20 ～ 30	10 以下	50 ～ 65
8 ～ 9（歳）	13 ～ 20	20 ～ 30	10 以下	50 ～ 65	13 ～ 20	20 ～ 30	10 以下	50 ～ 65
10 ～ 11（歳）	13 ～ 20	20 ～ 30	10 以下	50 ～ 65	13 ～ 20	20 ～ 30	10 以下	50 ～ 65
12 ～ 14（歳）	13 ～ 20	20 ～ 30	10 以下	50 ～ 65	13 ～ 20	20 ～ 30	10 以下	50 ～ 65
15 ～ 17（歳）	13 ～ 20	20 ～ 30	8 以下	50 ～ 65	13 ～ 20	20 ～ 30	8 以下	50 ～ 65
18 ～ 29（歳）	13 ～ 20	20 ～ 30	7 以下	50 ～ 65	13 ～ 20	20 ～ 30	7 以下	50 ～ 65
30 ～ 49（歳）	13 ～ 20	20 ～ 30	7 以下	50 ～ 65	13 ～ 20	20 ～ 30	7 以下	50 ～ 65
50 ～ 64（歳）	14 ～ 20	20 ～ 30	7 以下	50 ～ 65	14 ～ 20	20 ～ 30	7 以下	50 ～ 65
65 ～ 74（歳）	15 ～ 20	20 ～ 30	7 以下	50 ～ 65	15 ～ 20	20 ～ 30	7 以下	50 ～ 65
75 以上（歳）	15 ～ 20	20 ～ 30	7 以下	50 ～ 65	15 ～ 20	20 ～ 30	7 以下	50 ～ 65
妊婦 初期					13 ～ 20			
中期					13 ～ 20	20 ～ 30	7 以下	50 ～ 65
後期					15 ～ 20			
授乳婦					15 ～ 20			

1 必要なエネルギー量を確保した上でのバランスとすること． 2 範囲に関しては，おおむねの値を示したものであり，弾力的に運用すること．
3 65 歳以上の高齢者について，フレイル予防を目的とした量を定めることは難しいが，身長・体重が参照体位に比べて小さい者や，特に 75 歳以上であって加齢に伴い身体活動量が大きく低下した者など，必要エネルギー摂取量が低い者では，下限が推奨量を下回る場合があり得る．この場合でも，下限は推奨量以上とすることが望ましい． 4 脂質については，その構成成分である飽和脂肪酸など，質への配慮を十分に行う必要がある． 5 アルコールを含む．ただし，アルコールの摂取を勧めるものではない． 6 食物繊維の目標量を十分に注意すること．

ビタミン A の食事摂取基準

(μgRAE/日)[1]

性 別	男 性				女 性			
年齢等	推定平均必要量[2]	推奨量[2]	目安量[3]	耐容上限量[3]	推定平均必要量[2]	推奨量[2]	目安量[3]	耐容上限量[3]
0～ 5(月)	—	—	300	600	—	—	300	600
6～11(月)	—	—	400	600	—	—	400	600
1～ 2(歳)	300	400	—	600	250	350	—	600
3～ 5(歳)	350	450	—	700	350	500	—	850
6～ 7(歳)	300	400	—	950	300	400	—	1,200
8～ 9(歳)	350	500	—	1,200	350	500	—	1,500
10～11(歳)	450	600	—	1,500	400	600	—	1,900
12～14(歳)	550	800	—	2,100	500	700	—	2,500
15～17(歳)	650	900	—	2,500	500	650	—	2,800
18～29(歳)	600	850	—	2,700	450	650	—	2,700
30～49(歳)	650	900	—	2,700	500	700	—	2,700
50～64(歳)	650	900	—	2,700	500	700	—	2,700
65～74(歳)	600	850	—	2,700	500	700	—	2,700
75 以上(歳)	550	800	—	2,700	450	650	—	2,700
妊 婦(付加量) 初期					+0	+0	—	—
中期					+0	+0	—	—
後期					+60	+80	—	—
授乳婦(付加量)					+300	+450	—	—

1 レチノール活性当量(μgRAE)＝レチノール(μg)＋β-カロテン(μg)×1/12＋α-カロテン(μg)×1/24＋β-クリプトキサンチン(μg)×1/24＋その他のプロビタミン A カロテノイド(μg)×1/24
2 プロビタミン A カロテノイドを含む.
3 プロビタミン A カロテノイドを含まない.

ビタミン D の食事摂取基準

(μg/日)[1]

性 別	男 性		女 性	
年齢等	目安量	耐容上限量	目安量	耐容上限量
0～ 5(月)	5.0	25	5.0	25
6～11(月)	5.0	25	5.0	25
1～ 2(歳)	3.0	20	3.5	20
3～ 5(歳)	3.5	30	4.0	30
6～ 7(歳)	4.5	30	5.0	30
8～ 9(歳)	5.0	40	6.0	40
10～11(歳)	6.5	60	8.0	60
12～14(歳)	8.0	80	9.5	80
15～17(歳)	9.0	90	8.5	90
18～29(歳)	8.5	100	8.5	100
30～49(歳)	8.5	100	8.5	100
50～64(歳)	8.5	100	8.5	100
65～74(歳)	8.5	100	8.5	100
75 以上(歳)	8.5	100	8.5	100
妊 婦			8.5	—
授乳婦			8.5	—

1 日照により皮膚でビタミン D が産生されることを踏まえ，フレイル予防を図る者はもとより，全年齢区分を通じて，日常生活において可能な範囲内での適度な日光浴を心掛けるとともに，ビタミン D の摂取については，日照時間を考慮に入れることが重要である.

ビタミン E の食事摂取基準 (mg/日)[1]

性 別	男 性		女 性	
年齢等	目安量	耐容 上限量	目安量	耐容 上限量
0〜 5(月)	3.0	—	3.0	—
6〜11(月)	4.0	—	4.0	—
1〜 2(歳)	3.0	150	3.0	150
3〜 5(歳)	4.0	200	4.0	200
6〜 7(歳)	5.0	300	5.0	300
8〜 9(歳)	5.0	350	5.0	350
10〜11(歳)	5.5	450	5.5	450
12〜14(歳)	6.5	650	6.0	600
15〜17(歳)	7.0	750	5.5	650
18〜29(歳)	6.0	850	5.0	650
30〜49(歳)	6.0	900	5.5	700
50〜64(歳)	7.0	850	6.0	700
65〜74(歳)	7.0	850	6.5	650
75 以上(歳)	6.5	750	6.5	650
妊 婦			6.5	—
授乳婦			7.0	—

1 α−トコフェロールについて算定した. α−トコフェロール以外のビタ
ミン E は含んでいない.

ビタミン K の食事摂取基準 (μg/日)

性 別	男 性	女 性
年齢等	目安量	目安量
0〜 5(月)	4	4
6〜11(月)	7	7
1〜 2(歳)	50	60
3〜 5(歳)	60	70
6〜 7(歳)	80	90
8〜 9(歳)	90	110
10〜11(歳)	110	140
12〜14(歳)	140	170
15〜17(歳)	160	150
18〜29(歳)	150	150
30〜49(歳)	150	150
50〜64(歳)	150	150
65〜74(歳)	150	150
75 以上(歳)	150	150
妊 婦		150
授乳婦		150

ビタミン B$_1$ の食事摂取基準 (mg/日)[1,2]

性 別	男 性			女 性		
年齢等	推定平均必要量	推奨量	目安量	推定平均必要量	推奨量	目安量
0〜 5(月)	—	—	0.1	—	—	0.1
6〜11(月)	—	—	0.2	—	—	0.2
1〜 2(歳)	0.4	0.5	—	0.4	0.5	—
3〜 5(歳)	0.6	0.7	—	0.6	0.7	—
6〜 7(歳)	0.7	0.8	—	0.7	0.8	—
8〜 9(歳)	0.8	1.0	—	0.8	0.9	—
10〜11(歳)	1.0	1.2	—	0.9	1.1	—
12〜14(歳)	1.2	1.4	—	1.1	1.3	—
15〜17(歳)	1.3	1.5	—	1.0	1.2	—
18〜29(歳)	1.2	1.4	—	0.9	1.1	—
30〜49(歳)	1.2	1.4	—	0.9	1.1	—
50〜64(歳)	1.1	1.3	—	0.9	1.1	—
65〜74(歳)	1.1	1.3	—	0.9	1.1	—
75 以上(歳)	1.0	1.2	—	0.8	0.9	—
妊 婦 (付加量)				+0.2	+0.2	—
授乳婦 (付加量)				+0.2	+0.2	—

1 チアミン塩化物塩酸塩(分子量= 337.3)の重量として示した.
2 身体活動レベルⅡの推定エネルギー必要量を用いて算定した.
特記事項:推定平均必要量は,ビタミン B$_1$ の欠乏症である脚気を予防するに足る最小必要量からではなく,尿中にビタミン B$_1$ の排泄量が増大し
始める摂取量(体内飽和量)から算定.

ビタミン B₂ の食事摂取基準　(mg/日)[1]

性　別	男　性			女　性		
年齢等	推定平均必要量	推奨量	目安量	推定平均必要量	推奨量	目安量
0 〜 5（月）	—	—	0.3	—	—	0.3
6 〜 11（月）	—	—	0.4	—	—	0.4
1 〜 2（歳）	0.5	0.6	—	0.5	0.5	—
3 〜 5（歳）	0.7	0.8	—	0.6	0.8	—
6 〜 7（歳）	0.8	0.9	—	0.7	0.9	—
8 〜 9（歳）	0.9	1.1	—	0.9	1.0	—
10 〜 11（歳）	1.1	1.4	—	1.0	1.3	—
12 〜 14（歳）	1.3	1.6	—	1.2	1.4	—
15 〜 17（歳）	1.4	1.7	—	1.2	1.4	—
18 〜 29（歳）	1.3	1.6	—	1.0	1.2	—
30 〜 49（歳）	1.3	1.6	—	1.0	1.2	—
50 〜 64（歳）	1.2	1.5	—	1.0	1.2	—
65 〜 74（歳）	1.2	1.5	—	1.0	1.2	—
75 以上（歳）	1.1	1.3	—	0.9	1.0	—
妊　婦（付加量）				+0.2	+0.3	—
授乳婦（付加量）				+0.5	+0.6	—

1　身体活動レベルⅡの推定エネルギー必要量を用いて算定した.
特記事項：推定平均必要量は，ビタミン B₂ の欠乏症である口唇炎，口角炎，舌炎などの皮膚炎を予防するに足る最小必要量からではなく，尿中にビタミン B₂ の排泄量が増大し始める摂取量（体内飽和量）から算定.

ナイアシンの食事摂取基準　(mgNE/日)[1,2]

性　別	男　性				女　性			
年齢等	推定平均必要量	推奨量	目安量	耐容上限量[3]	推定平均必要量	推奨量	目安量	耐容上限量[3]
0 〜 5（月）[4]	—	—	2	—	—	—	2	—
6 〜 11（月）	—	—	3	—	—	—	3	—
1 〜 2（歳）	5	6	—	60（15）	4	5	—	60（15）
3 〜 5（歳）	6	8	—	80（20）	6	7	—	80（20）
6 〜 7（歳）	7	9	—	100（30）	7	8	—	100（30）
8 〜 9（歳）	9	11	—	150（35）	8	10	—	150（35）
10 〜 11（歳）	11	13	—	200（45）	10	10	—	150（45）
12 〜 14（歳）	12	15	—	250（60）	12	14	—	250（60）
15 〜 17（歳）	14	17	—	300（70）	11	13	—	250（65）
18 〜 29（歳）	13	15	—	300（80）	9	11	—	250（65）
30 〜 49（歳）	13	15	—	350（85）	10	12	—	250（65）
50 〜 64（歳）	12	14	—	350（85）	9	11	—	250（65）
65 〜 74（歳）	12	14	—	300（80）	9	11	—	250（65）
75 以上（歳）	11	13	—	300（75）	9	10	—	250（60）
妊　婦（付加量）					+0	+0	—	—
授乳婦（付加量）					+3	+3	—	—

1　ナイアシン当量（NE）＝ナイアシン＋ 1/60 トリプトファンで示した.
2　身体活動レベルⅡの推定エネルギー必要量を用いて算定した.
3　ニコチンアミドの重量（mg/日），（　）内はニコチン酸の重量（mg/日）.
4　単位は mg/日.

ビタミン B₆ の食事摂取基準

(mg/日)[1]

性 別	男 性				女 性			
年齢等	推定平均必要量	推奨量	目安量	耐容上限量[2]	推定平均必要量	推奨量	目安量	耐容上限量[2]
0〜 5（月）	—	—	0.2	—	—	—	0.2	—
6〜11（月）	—	—	0.3	—	—	—	0.3	—
1〜 2（歳）	0.4	0.5	—	10	0.4	0.5	—	10
3〜 5（歳）	0.5	0.6	—	15	0.5	0.6	—	15
6〜 7（歳）	0.7	0.8	—	20	0.6	0.7	—	20
8〜 9（歳）	0.8	0.9	—	25	0.8	0.9	—	25
10〜11（歳）	1.0	1.1	—	30	1.0	1.1	—	30
12〜14（歳）	1.2	1.4	—	40	1.0	1.3	—	40
15〜17（歳）	1.2	1.5	—	50	1.0	1.3	—	45
18〜29（歳）	1.1	1.4	—	55	1.0	1.1	—	45
30〜49（歳）	1.1	1.4	—	60	1.0	1.1	—	45
50〜64（歳）	1.1	1.4	—	55	1.0	1.1	—	45
65〜74（歳）	1.1	1.4	—	50	1.0	1.1	—	40
75 以上（歳）	1.1	1.4	—	50	1.0	1.1	—	40
妊 婦（付加量）					+0.2	+0.2	—	—
授乳婦（付加量）					+0.3	+0.3	—	—

1 たんぱく質の推奨量を用いて算定した（妊婦・授乳婦の付加量は除く）.
2 ピリドキシン（分子量＝ 169.2）の重量として示した.

ビタミン B₁₂ の食事摂取基準

(μg/日)[1]

性 別	男 性			女 性		
年齢等	推定平均必要量	推奨量	目安量	推定平均必要量	推奨量	目安量
0〜 5（月）	—	—	0.4	—	—	0.4
6〜11（月）	—	—	0.5	—	—	0.5
1〜 2（歳）	0.8	0.9	—	0.8	0.9	—
3〜 5（歳）	0.9	1.1	—	0.9	1.1	—
6〜 7（歳）	1.1	1.3	—	1.1	1.3	—
8〜 9（歳）	1.3	1.6	—	1.3	1.6	—
10〜11（歳）	1.6	1.9	—	1.6	1.9	—
12〜14（歳）	2.0	2.4	—	2.0	2.4	—
15〜17（歳）	2.0	2.4	—	2.0	2.4	—
18〜29（歳）	2.0	2.4	—	2.0	2.4	—
30〜49（歳）	2.0	2.4	—	2.0	2.4	—
50〜64（歳）	2.0	2.4	—	2.0	2.4	—
65〜74（歳）	2.0	2.4	—	2.0	2.4	—
75 以上（歳）	2.0	2.4	—	2.0	2.4	—
妊 婦（付加量）				+0.3	+0.4	—
授乳婦（付加量）				+0.7	+0.8	—

1 シアノコバラミン（分子量＝ 1,355.37）の重量として示した.

葉酸の食事摂取基準

(μg/日)[1]

性 別	男 性				女 性			
年齢等	推定平均必要量	推奨量	目安量	耐容上限量[2]	推定平均必要量	推奨量	目安量	耐容上限量[2]
0～ 5（月）	—	—	40	—	—	—	40	—
6～11（月）	—	—	60	—	—	—	60	—
1～ 2（歳）	80	90	—	200	90	90	—	200
3～ 5（歳）	90	110	—	300	90	110	—	300
6～ 7（歳）	110	140	—	400	110	140	—	400
8～ 9（歳）	130	160	—	500	130	160	—	500
10～11（歳）	160	190	—	700	160	190	—	700
12～14（歳）	200	240	—	900	200	240	—	900
15～17（歳）	220	240	—	900	200	240	—	900
18～29（歳）	200	240	—	900	200	240	—	900
30～49（歳）	200	240	—	1,000	200	240	—	1,000
50～64（歳）	200	240	—	1,000	200	240	—	1,000
65～74（歳）	200	240	—	900	200	240	—	900
75 以上（歳）	200	240	—	900	200	240	—	900
妊 婦（付加量）[3,4]					+200	+240	—	—
授乳婦（付加量）					+80	+100	—	—

1 プテロイルモノグルタミン酸（分子量＝ 441.40）の重量として示した.
2 通常の食品以外の食品に含まれる葉酸（狭義の葉酸）に適用する.
3 妊娠を計画している女性，妊娠の可能性がある女性及び妊娠初期の妊婦は，胎児の神経管閉鎖障害のリスク低減のために，通常の食品以外の食品に含まれる葉酸（狭義の葉酸）を 400 μg/日摂取することが望まれる.
4 付加量は，中期及び後期にのみ設定した.

パントテン酸の食事摂取基準 (mg/日)

性 別	男 性	女 性
年齢等	目安量	目安量
0～ 5（月）	4	4
6～11（月）	5	5
1～ 2（歳）	3	4
3～ 5（歳）	4	4
6～ 7（歳）	5	5
8～ 9（歳）	6	5
10～11（歳）	6	6
12～14（歳）	7	6
15～17（歳）	7	6
18～29（歳）	5	5
30～49（歳）	5	5
50～64（歳）	6	5
65～74（歳）	6	5
75 以上（歳）	6	5
妊 婦		5
授乳婦		6

ビオチンの食事摂取基準 (μg/日)

性 別	男 性	女 性
年齢等	目安量	目安量
0～ 5（月）	4	4
6～11（月）	5	5
1～ 2（歳）	20	20
3～ 5（歳）	20	20
6～ 7（歳）	30	30
8～ 9（歳）	30	30
10～11（歳）	40	40
12～14（歳）	50	50
15～17（歳）	50	50
18～29（歳）	50	50
30～49（歳）	50	50
50～64（歳）	50	50
65～74（歳）	50	50
75 以上（歳）	50	50
妊 婦		50
授乳婦		50

ビタミンCの食事摂取基準 $(mg/日)^1$

性　別	男　性			女　性		
年齢等	推定平均必要量	推奨量	目安量	推定平均必要量	推奨量	目安量
0〜 5（月）	—	—	40	—	—	40
6〜11（月）	—	—	40	—	—	40
1〜 2（歳）	35	40	—	35	40	—
3〜 5（歳）	40	50	—	40	50	—
6〜 7（歳）	50	60	—	50	60	—
8〜 9（歳）	60	70	—	60	70	—
10〜11（歳）	70	85	—	70	85	—
12〜14（歳）	85	100	—	85	100	—
15〜17（歳）	85	100	—	85	100	—
18〜29（歳）	85	100	—	85	100	—
30〜49（歳）	85	100	—	85	100	—
50〜64（歳）	85	100	—	85	100	—
65〜74（歳）	80	100	—	80	100	—
75以上（歳）	80	100	—	80	100	—
妊　婦（付加量）				+10	+10	—
授乳婦（付加量）				+40	+45	—

1　L-アスコルビン酸（分子量＝176.12）の重量で示した.
特記事項：推定平均必要量は，ビタミンCの欠乏症である壊血病を予防するに足る最小量からではなく，心臓血管系の疾病予防効果及び抗酸化作用の観点から算定.

ナトリウムの食事摂取基準 $(mg/日,（ ）は食塩相当量 [g/日])^1$

性　別	男　性			女　性		
年齢等	推定平均必要量	目安量	目標量	推定平均必要量	目安量	目標量
0〜 5（月）	—	100（0.3）	—	—	100（0.3）	—
6〜11（月）	—	600（1.5）	—	—	600（1.5）	—
1〜 2（歳）	—	—	（3.0 未満）	—	—	（3.0 未満）
3〜 5（歳）	—	—	（3.5 未満）	—	—	（3.5 未満）
6〜 7（歳）	—	—	（4.5 未満）	—	—	（4.5 未満）
8〜 9（歳）	—	—	（5.0 未満）	—	—	（5.0 未満）
10〜11（歳）	—	—	（6.0 未満）	—	—	（6.0 未満）
12〜14（歳）	—	—	（7.0 未満）	—	—	（6.5 未満）
15〜17（歳）	—	—	（7.5 未満）	—	—	（6.5 未満）
18〜29（歳）	600（1.5）	—	（7.5 未満）	600（1.5）	—	（6.5 未満）
30〜49（歳）	600（1.5）	—	（7.5 未満）	600（1.5）	—	（6.5 未満）
50〜64（歳）	600（1.5）	—	（7.5 未満）	600（1.5）	—	（6.5 未満）
65〜74（歳）	600（1.5）	—	（7.5 未満）	600（1.5）	—	（6.5 未満）
75以上（歳）	600（1.5）	—	（7.5 未満）	600（1.5）	—	（6.5 未満）
妊　婦				600（1.5）	—	（6.5 未満）
授乳婦				600（1.5）	—	（6.5 未満）

1　高血圧及び慢性腎臓病（CKD）の重症化予防のための食塩相当量は，成人の男女とも6.0 g/日未満とした.

カリウムの食事摂取基準 (mg/日)

性　別	男　性		女　性	
年齢等	目安量	目標量	目安量	目標量
0〜 5 (月)	400	—	400	—
6〜11 (月)	700	—	700	—
1〜 2 (歳)	900	—	900	—
3〜 5 (歳)	1,000	1,400 以上	1,000	1,400 以上
6〜 7 (歳)	1,300	1,800 以上	1,200	1,800 以上
8〜 9 (歳)	1,500	2,000 以上	1,500	2,000 以上
10〜11 (歳)	1,800	2,200 以上	1,800	2,000 以上
12〜14 (歳)	2,300	2,400 以上	1,900	2,400 以上
15〜17 (歳)	2,700	3,000 以上	2,000	2,600 以上
18〜29 (歳)	2,500	3,000 以上	2,000	2,600 以上
30〜49 (歳)	2,500	3,000 以上	2,000	2,600 以上
50〜64 (歳)	2,500	3,000 以上	2,000	2,600 以上
65〜74 (歳)	2,500	3,000 以上	2,000	2,600 以上
75 以上 (歳)	2,500	3,000 以上	2,000	2,600 以上
妊　婦			2,000	2,600 以上
授乳婦			2,200	2,600 以上

カルシウムの食事摂取基準 (mg/日)

性　別	男　性				女　性			
年齢等	推定平均必要量	推奨量	目安量	耐容上限量	推定平均必要量	推奨量	目安量	耐容上限量
0〜 5 (月)	—	—	200	—	—	—	200	—
6〜11 (月)	—	—	250	—	—	—	250	—
1〜 2 (歳)	350	450	—	—	350	400	—	—
3〜 5 (歳)	500	600	—	—	450	550	—	—
6〜 7 (歳)	500	600	—	—	450	550	—	—
8〜 9 (歳)	550	650	—	—	600	750	—	—
10〜11 (歳)	600	700	—	—	600	750	—	—
12〜14 (歳)	850	1,000	—	—	700	800	—	—
15〜17 (歳)	650	800	—	—	550	650	—	—
18〜29 (歳)	650	800	—	2,500	550	650	—	2,500
30〜49 (歳)	600	750	—	2,500	550	650	—	2,500
50〜64 (歳)	600	750	—	2,500	550	650	—	2,500
65〜74 (歳)	600	750	—	2,500	550	650	—	2,500
75 以上 (歳)	600	700	—	2,500	500	600	—	2,500
妊　婦 (付加量)					+0	+0	—	—
授乳婦 (付加量)					+0	+0	—	—

マグネシウムの食事摂取基準 (mg/日)

性別	男性				女性			
年齢等	推定平均必要量	推奨量	目安量	耐容上限量[1]	推定平均必要量	推奨量	目安量	耐容上限量[1]
0〜 5(月)	—	—	20	—	—	—	20	—
6〜11(月)	—	—	60	—	—	—	60	—
1〜 2(歳)	60	70	—	—	60	70	—	—
3〜 5(歳)	80	100	—	—	80	100	—	—
6〜 7(歳)	110	130	—	—	110	130	—	—
8〜 9(歳)	140	170	—	—	140	160	—	—
10〜11(歳)	180	210	—	—	180	220	—	—
12〜14(歳)	250	290	—	—	240	290	—	—
15〜17(歳)	300	360	—	—	260	310	—	—
18〜29(歳)	280	340	—	—	230	270	—	—
30〜49(歳)	310	370	—	—	240	290	—	—
50〜64(歳)	310	370	—	—	240	290	—	—
65〜74(歳)	290	350	—	—	230	280	—	—
75 以上(歳)	270	320	—	—	220	260	—	—
妊 婦(付加量)					+30	+40	—	—
授乳婦(付加量)					+0	+0	—	—

1 通常の食品以外からの摂取量の耐容上限量は，成人の場合 350 mg/日，小児では 5 mg/kg 体重/日とした．それ以外の通常の食品からの摂取の場合，耐容上限量は設定しない．

リンの食事摂取基準 (mg/日)

性別	男性		女性	
年齢等	目安量	耐容上限量	目安量	耐容上限量
0〜 5(月)	120	—	120	—
6〜11(月)	260	—	260	—
1〜 2(歳)	500	—	500	—
3〜 5(歳)	700	—	700	—
6〜 7(歳)	900	—	800	—
8〜 9(歳)	1,000	—	1,000	—
10〜11(歳)	1,100	—	1,000	—
12〜14(歳)	1,200	—	1,000	—
15〜17(歳)	1,200	—	900	—
18〜29(歳)	1,000	3,000	800	3,000
30〜49(歳)	1,000	3,000	800	3,000
50〜64(歳)	1,000	3,000	800	3,000
65〜74(歳)	1,000	3,000	800	3,000
75 以上(歳)	1,000	3,000	800	3,000
妊 婦			800	—
授乳婦			800	—

鉄の食事摂取基準 (mg/日)

性別	男性				女性					
					月経なし		月経あり			
年齢等	推定平均必要量	推奨量	目安量	耐容上限量	推定平均必要量	推奨量	推定平均必要量	推奨量	目安量	耐容上限量
0〜 5（月）	—	—	0.5	—	—	—	—	—	0.5	—
6〜11（月）	3.5	5.0	—	—	3.5	4.5	—	—	—	—
1〜 2（歳）	3.0	4.5	—	25	3.0	4.5	—	—	—	20
3〜 5（歳）	4.0	5.5	—	25	4.0	5.5	—	—	—	25
6〜 7（歳）	5.0	5.5	—	30	4.5	5.5	—	—	—	30
8〜 9（歳）	6.0	7.0	—	35	6.0	7.5	—	—	—	35
10〜11（歳）	7.0	8.5	—	35	7.0	8.5	10.0	12.0	—	35
12〜14（歳）	8.0	10.0	—	40	7.0	8.5	10.0	12.0	—	40
15〜17（歳）	8.0	10.0	—	50	5.5	7.0	8.5	10.5	—	40
18〜29（歳）	6.5	7.5	—	50	5.5	6.5	8.5	10.5	—	40
30〜49（歳）	6.5	7.5	—	50	5.5	6.5	9.0	10.5	—	40
50〜64（歳）	6.5	7.5	—	50	5.5	6.5	9.0	11.0	—	40
65〜74（歳）	6.0	7.5	—	50	5.0	6.0	—	—	—	40
75以上（歳）	6.0	7.0	—	50	5.0	6.0	—	—	—	40
妊 婦（付加量）　初期					+2.0	+2.5	—	—	—	—
中期・後期					+8.0	+9.5	—	—	—	—
授乳婦（付加量）					+2.0	+2.5	—	—	—	—

亜鉛の食事摂取基準 (mg/日)

性別	男性				女性			
年齢等	推定平均必要量	推奨量	目安量	耐容上限量	推定平均必要量	推奨量	目安量	耐容上限量
0〜 5（月）	—	—	2	—	—	—	2	—
6〜11（月）	—	—	3	—	—	—	3	—
1〜 2（歳）	3	3	—	—	2	3	—	—
3〜 5（歳）	3	4	—	—	3	3	—	—
6〜 7（歳）	4	5	—	—	3	4	—	—
8〜 9（歳）	5	6	—	—	4	5	—	—
10〜11（歳）	6	7	—	—	5	6	—	—
12〜14（歳）	9	10	—	—	7	8	—	—
15〜17（歳）	10	12	—	—	7	8	—	—
18〜29（歳）	9	11	—	40	7	8	—	35
30〜49（歳）	9	11	—	45	7	8	—	35
50〜64（歳）	9	11	—	45	7	8	—	35
65〜74（歳）	9	11	—	40	7	8	—	35
75以上（歳）	9	10	—	40	6	8	—	30
妊 婦（付加量）					+1	+2	—	—
授乳婦（付加量）					+3	+4	—	—

銅の食事摂取基準

(mg/日)

性 別	男 性				女 性			
年齢等	推定平均必要量	推奨量	目安量	耐容上限量	推定平均必要量	推奨量	目安量	耐容上限量
0〜 5(月)	—	—	0.3	—	—	—	0.3	—
6〜11(月)	—	—	0.3	—	—	—	0.3	—
1〜 2(歳)	0.3	0.3	—	—	0.2	0.3	—	—
3〜 5(歳)	0.3	0.4	—	—	0.3	0.3	—	—
6〜 7(歳)	0.4	0.4	—	—	0.4	0.4	—	—
8〜 9(歳)	0.4	0.5	—	—	0.4	0.5	—	—
10〜11(歳)	0.5	0.6	—	—	0.5	0.6	—	—
12〜14(歳)	0.7	0.8	—	—	0.6	0.8	—	—
15〜17(歳)	0.8	0.9	—	—	0.6	0.7	—	—
18〜29(歳)	0.7	0.9	—	7	0.6	0.7	—	7
30〜49(歳)	0.7	0.9	—	7	0.6	0.7	—	7
50〜64(歳)	0.7	0.9	—	7	0.6	0.7	—	7
65〜74(歳)	0.7	0.9	—	7	0.6	0.7	—	7
75以上(歳)	0.7	0.8	—	7	0.6	0.7	—	7
妊 婦(付加量)					+0.1	+0.1	—	—
授乳婦(付加量)					+0.5	+0.6	—	—

マンガンの食事摂取基準

(mg/日)

性 別	男 性		女 性	
年齢等	目安量	耐容上限量	目安量	耐容上限量
0〜 5(月)	0.01	—	0.01	—
6〜11(月)	0.5	—	0.5	—
1〜 2(歳)	1.5	—	1.5	—
3〜 5(歳)	1.5	—	1.5	—
6〜 7(歳)	2.0	—	2.0	—
8〜 9(歳)	2.5	—	2.5	—
10〜11(歳)	3.0	—	3.0	—
12〜14(歳)	4.0	—	4.0	—
15〜17(歳)	4.5	—	3.5	—
18〜29(歳)	4.0	11	3.5	11
30〜49(歳)	4.0	11	3.5	11
50〜64(歳)	4.0	11	3.5	11
65〜74(歳)	4.0	11	3.5	11
75以上(歳)	4.0	11	3.5	11
妊 婦			3.5	—
授乳婦			3.5	—

ヨウ素の食事摂取基準

(μg/日)

性　別	男　性				女　性			
年齢等	推定平均 必要量	推奨量	目安量	耐容 上限量	推定平均 必要量	推奨量	目安量	耐容 上限量
0 〜 5（月）	―	―	100	250	―	―	100	250
6 〜 11（月）	―	―	130	250	―	―	130	250
1 〜 2（歳）	35	50	―	300	35	50	―	300
3 〜 5（歳）	45	60	―	400	45	60	―	400
6 〜 7（歳）	55	75	―	550	55	75	―	550
8 〜 9（歳）	65	90	―	700	65	90	―	700
10 〜 11（歳）	80	110	―	900	80	110	―	900
12 〜 14（歳）	95	140	―	2,000	95	140	―	2,000
15 〜 17（歳）	100	140	―	3,000	100	140	―	3,000
18 〜 29（歳）	95	130	―	3,000	95	130	―	3,000
30 〜 49（歳）	95	130	―	3,000	95	130	―	3,000
50 〜 64（歳）	95	130	―	3,000	95	130	―	3,000
65 〜 74（歳）	95	130	―	3,000	95	130	―	3,000
75 以上（歳）	95	130	―	3,000	95	130	―	3,000
妊　婦（付加量）					+75	+110	―	―[1]
授乳婦（付加量）					+100	+140	―	―[1]

1　妊婦及び授乳婦の耐容上限量は，2,000 μg/日とした．

セレンの食事摂取基準

(μg/日)

性　別	男　性				女　性			
年齢等	推定平均 必要量	推奨量	目安量	耐容 上限量	推定平均 必要量	推奨量	目安量	耐容 上限量
0 〜 5（月）	―	―	15	―	―	―	15	―
6 〜 11（月）	―	―	15	―	―	―	15	―
1 〜 2（歳）	10	10	―	100	10	10	―	100
3 〜 5（歳）	10	15	―	100	10	10	―	100
6 〜 7（歳）	15	15	―	150	15	15	―	150
8 〜 9（歳）	15	20	―	200	15	20	―	200
10 〜 11（歳）	20	25	―	250	20	25	―	250
12 〜 14（歳）	25	30	―	350	25	30	―	300
15 〜 17（歳）	30	35	―	400	20	25	―	350
18 〜 29（歳）	25	30	―	450	20	25	―	350
30 〜 49（歳）	25	30	―	450	20	25	―	350
50 〜 64（歳）	25	30	―	450	20	25	―	350
65 〜 74（歳）	25	30	―	450	20	25	―	350
75 以上（歳）	25	30	―	400	20	25	―	350
妊　婦（付加量）					+5	+5	―	―
授乳婦（付加量）					+15	+20	―	―

クロムの食事摂取基準

(μg/日)

性　別	男　性		女　性	
年齢等	目安量	耐容上限量	目安量	耐容上限量
0 ～ 5（月）	0.8	—	0.8	—
6 ～ 11（月）	1.0	—	1.0	—
1 ～ 2（歳）	—	—	—	—
3 ～ 5（歳）	—	—	—	—
6 ～ 7（歳）	—	—	—	—
8 ～ 9（歳）	—	—	—	—
10 ～ 11（歳）	—	—	—	—
12 ～ 14（歳）	—	—	—	—
15 ～ 17（歳）	—	—	—	—
18 ～ 29（歳）	10	500	10	500
30 ～ 49（歳）	10	500	10	500
50 ～ 64（歳）	10	500	10	500
65 ～ 74（歳）	10	500	10	500
75 以上（歳）	10	500	10	500
妊　婦			10	—
授乳婦			10	—

モリブデンの食事摂取基準

(μg/日)

性　別	男　性				女　性			
年齢等	推定平均必要量	推奨量	目安量	耐容上限量	推定平均必要量	推奨量	目安量	耐容上限量
0 ～ 5（月）	—	—	2	—	—	—	2	—
6 ～ 11（月）	—	—	5	—	—	—	5	—
1 ～ 2（歳）	10	10	—	—	10	10	—	—
3 ～ 5（歳）	10	10	—	—	10	10	—	—
6 ～ 7（歳）	10	15	—	—	10	15	—	—
8 ～ 9（歳）	15	20	—	—	15	15	—	—
10 ～ 11（歳）	15	20	—	—	15	20	—	—
12 ～ 14（歳）	20	25	—	—	20	25	—	—
15 ～ 17（歳）	25	30	—	—	20	25	—	—
18 ～ 29（歳）	20	30	—	600	20	25	—	500
30 ～ 49（歳）	25	30	—	600	20	25	—	500
50 ～ 64（歳）	25	30	—	600	20	25	—	500
65 ～ 74（歳）	20	30	—	600	20	25	—	500
75 以上（歳）	20	25	—	600	20	25	—	500
妊　婦（付加量）					+0	+0	—	—
授乳婦（付加量）					+3	+3	—	—

参考書

- 田沼久美子ほか監修，からだの事典，成美堂出版（2006）
- 医療情報科学研究所編，病気がみえる 1~8，メディックメディア（2008 ～ 2016）
- 日本糖尿病学会，糖尿病食事療法のための食品交換表（第7版），文光堂（2013）
- 中尾俊之ほか編，腎臓病食品交換表第9版，医歯薬出版（2016）
- 日本糖尿病学会，糖尿病腎症の食品交換表（第3版），文光堂（2016）
- 栄養管理プロセス研究会監修，改訂新版栄養管理プロセス，第一出版（2022）
- 竹谷豊ほか編，新・臨床栄養学第2版，講談社（2023）
- 日本静脈経腸栄養学会編，静脈経腸栄養ガイドライン第3版，照林社（2013）
- 日本糖尿病学会，糖尿病診療ガイドライン2019，南江堂
- 日本糖尿病学会，糖尿病治療ガイド2022-2023，文光堂
- 日本肥満学会，肥満研究（2011 Vol.17臨時増刊号）肥満症診断基準2011
- 日本肥満学会，肥満症診療ガイドライン2022，ライフサイエンス出版
- 慢性便秘症診療ガイドライン2017，南江堂
- 日本高血圧学会，高血圧治療ガイドライン2019，ライフサイエンス社
- 日本動脈硬化学会，動脈硬化性疾患予防のための脂質異常症診療ガイド2018年版
- 日本動脈硬化学会，動脈硬化性疾患予防ガイドライン2022年版
- 日本消化器病学会，肝硬変診療ガイドライン2020（改訂第3版），南江堂
- 日本腎臓学会，エビデンスに基づくCKD診療ガイドライン2018，東京医学社
- 日本呼吸器学会，COPD（慢性閉塞性肺疾患）診断と治療のためのガイドライン2022第6版
- 食物アレルギー診療ガイドライン2021，協和企画
- 保育所におけるアレルギー対応ガイドライン（2019年改訂版），厚生労働省
- 日本老年医学会・国立長寿医療研究センター，フレイル診療ガイド2018年版，ライフ・サイエンス
- 栄養評価と治療（2002 Vol.19 Suppl.）日本人の新身体計測基準値 JARD 2001
- 藤原政嘉ほか編，献立作成の基本と実践第2版，講談社（2023）
- 長浜幸子ほか編，実践臨床栄養学実習第2版，第一出版（2014）
- 玉川和子ほか著，臨床調理第7版，医歯薬出版（2016）
- 宗像伸子編著，一品料理500選第3版，医歯薬出版（2016）
- 武蔵裕子ほか著，おいしい＋予算内の病院食レシピと治療食への展開，瀬谷出版（2007）

臨床栄養学概論 第2版 索引

編者紹介

友竹　浩之
（ともたけ　ひろゆき）

1992年　徳島大学医学部栄養学科卒業

1994年　徳島大学大学院栄養学研究科博士前期課程修了

現　在　飯田短期大学生活科学学科　教授

塚原　丘美
（つかはら　たかよし）

1993年　徳島大学医学部栄養学科卒業

1995年　徳島大学大学院栄養学研究科博士前期課程修了

現　在　名古屋学芸大学管理栄養学部管理栄養学科　教授

NDC 596　　189p　　26 cm

栄養科学シリーズ NEXT（えいようかがく）

臨床栄養学概論　第2版（りんしょうえいようがくがいろん　だいはん）

2020年 3月25日　第1刷発行
2024年 1月11日　第7刷発行

編　者　友竹浩之・塚原丘美（ともたけひろゆき・つかはらたかよし）

発行者　森田浩章

発行所　株式会社　講談社
　　　　〒112-8001　東京都文京区音羽 2-12-21
　　　　　　　　販売　(03)5395-4415
　　　　　　　　業務　(03)5395-3615

KODANSHA

編　集　株式会社　講談社サイエンティフィク
　　　　代表　堀越俊一
　　　　〒162-0825　東京都新宿区神楽坂 2-14　ノービィビル
　　　　　　　　編集　(03)3235-3701

本文データ制作
カバー印刷　半七写真印刷工業株式会社

本文・表紙印刷
製本　　　　株式会社ＫＰＳプロダクツ

講談社の自然科学書

栄養科学シリーズ NEXT

東京都文京区音羽 2-12-21
https://www.kspub.co.jp/

KODANSHA

編集 ☎03(3235)3701
販売 ☎03(5395)4415